U0388477

中国显微外科系列

显微外科功能评价

秦本刚　顾立强　主编

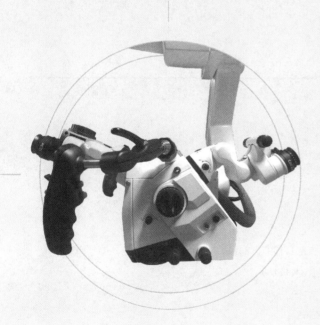

XIANWEI WAIKE GONGNENG PINGJIA

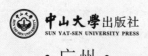中山大學出版社
SUN YAT-SEN UNIVERSITY PRESS

·广州·

图书在版编目（CIP）数据

显微外科功能评价 / 秦本刚，顾立强主编 . -- 广州：中山大学出版社，2024.12.
（中国显微外科系列）. -- ISBN 978 - 7 - 306 - 08145 - 2

Ⅰ. R616.2

中国国家版本馆 CIP 数据核字第 2024ET219 号

出 版 人：王天琪
策划编辑：李海东
责任编辑：李海东
封面设计：林绵华
责任校对：周明恩
责任技编：靳晓虹
出版发行：中山大学出版社
电　　话：编辑部 020 - 84110283，84113349，84111997，84110779，84110776
　　　　　发行部 020 - 84111998，84111981，84111160
地　　址：广州市新港西路 135 号
邮　　编：510275　传　　真：020 - 84036565
网　　址：http://www.zsup.com.cn　E-mail：zdcbs@mail.sysu.edu.cn
印 刷 者：恒美印务（广州）有限公司
规　　格：787mm × 1092mm　1/16　13.5 印张　360 千字
版次印次：2024 年 12 月第 1 版　2024 年 12 月第 1 次印刷
定　　价：68.00 元

本书编委会

（按姓氏音序排列）

主　编：

顾立强　　　中山大学附属第一医院

秦本刚　　　中山大学附属第一医院

副主编：

范新宇　　　解放军联勤保障部队第九二〇医院

文　根　　　上海市第六人民医院

吴攀峰　　　中南大学附属湘雅医院

编　委：

艾江波　　　南昌大学第二附属医院

陈　华　　　上海市第六人民医院

刘衍哲　　　上海市第六人民医院

戚　剑　　　中山大学附属第一医院

孙　一　　　上海市第六人民医院

王洪刚　　　中山大学附属第一医院

解传飙　　　解放军联勤保障部队第九二〇医院

杨建涛　　　中山大学附属第一医院

郑灿镔　　　中山大学附属第一医院

朱庆棠　　　中山大学附属第一医院

前　言

  显微外科从诞生、发展成熟到普及应用已走过了 50 余年的发展历程，对临床医学特别是外科学的发展起到了巨大的推动作用。自 1963 年我国陈中伟院士首先报道了前臂断肢再植成功，开启了显微外科的新纪元。在经历了孕育期（1960 年以前近半个世纪）、创始期（20 世纪 60 年代）、起步期（20 世纪 70 年代）、发展期（20 世纪 80 年代）和拓展期（20 世纪 90 年代至今）5 个时期的发展历程后，显微外科目前已在骨科、手外科、整形外科、脑外科、眼科、耳鼻喉科、颜面外科、泌尿外科、妇产科、心外科、胸外科血管外科等广泛应用。遗憾的是，目前行业内尚缺乏系统的显微外科功能学评价的著作。基于此，中华医学会显微外科学分会第十届委员会主任委员顾立强教授委托我组织一批活跃在显微外科领域的青年学者编纂了本书，历经多次的讨论、分工合作，书稿于 2024 年 3 月正式交付中山大学出版社。感谢为本书的出版付出辛勤劳动的所有人员。本书能够顺利出版，也得到广州市卫健委广州市临床特色技术项目"臂丛神经损伤精准修复技术"（项目编号：C3230111）的资助和支持，在这里一并感谢！

  本书共分为六章，文中所用未特殊标注的、公认及成熟的评价方法，书末附有参考文献，故未全部一一标注资料来源。由于时间紧、任务重、水平有限，错误在所难免，请读者包涵并指正，以备再版时更正。

目　　录

第一章 概　述

　　显微外科学是在外科基础理论和解剖学知识指导下，借助光学放大工具，使用显微手术器械，进行精细外科手术的一门科学。显微外科的发展经历了 5 个时期：孕育期（1960 年以前近半个世纪）、创始期（20 世纪 60 年代）、起步期（20 世纪 70 年代）、发展期（20 世纪 80 年代）和拓展期（20 世纪 90 年代至今）。随着显微外科的发展，显微外科技术在术科领域的应用不断深入，以创伤、再植、功能重建、修复再造等为主要研究领域，遍及骨科、手外科、整形外科、口腔科、神经外科、烧伤科、妇产科、肿瘤外科等专业。对于外科医生而言，手术的成功实施仅仅是治疗成功的第一步，而术后的康复及功能评价是判断手术是否达到目的必不可少的关键一步。现在的功能效果评价，强调以患者为主导（patient-oriented），大量使用各种评价量表。目前的临床研究文献已证实，功能效果评分能从深层次反映出患者在创伤骨折后的功能状况，能显示患者经治疗后，恢复日常生活活动、娱乐活动或职业追求的能力水平。随着循证医学的深入开展，临床医师越来越重视临床数据的采集和分析使用。使用量表进行功能评分，就是一种简便而又有效的临床数据采集方法。临床研究已经证明，这种使用量表评定的方法是正确且可靠的，以患者自己的感受作为评价标准是可重复的。功能评分既可评定一批患者的治疗效果，又可比较不同治疗方法的优劣，临床使用十分广泛。

　　2001 年 5 月 22 日，世界卫生组织在第 54 届世界卫生大会正式命名并在国际上使用《国际功能、残疾和健康分类》（International Classification of Functioning, ICF）。ICF 分类系统由两部分组成：第一部分为功能和残疾，包括身体功能和结构、活动和参与。其中，身体功能和结构包括身体功能的改变和身体结构的改变；活动和参与包括能力（指个体完成任务或行动的能力）和活动表现（指个体在现实环境中实际做了什么）。第二部分为背景性因素，包括环境因素和个人因素，其中环境因素包括有利因素和不利因素。ICF 目前主要是用于康复科在康复治疗过程中的评价。

　　显微外科手术由于涉及的专业广、范围多、手术方式多样，目前尚缺乏比较系统、公认、专业的评价方法。本书主要针对断肢（指）再植再造、组织缺失重建、肢体功能重建/严重肢体创伤这四个和显微外科密切相关的领域，对临床常用的评价方法做一个系统性的阐述，为显微外科医生对术后的功能评价提供参考。

（负责人：秦本刚）

第二章 断指再植、再造术后功能评价

第一节 断指再植术后功能评价

一、概述

再植成功这一术语在研究中广泛应用，但其定义不尽相同。一个成功的再植手术，笔者认为，其定义绝不仅仅是手指的存活，而应保留令人满意的功能结果。考虑到可能的二次手术以及康复训练等情况，术后一年及以上的手指功能评价对于患者来说更有意义。换言之，除非恢复足够的功能，否则不能认为移植成功。

在进行再植手术的评价时，应当尽量做到标准化，即遵循一套共同的评估原则、评估指标以及评估方法，这样才能使临床研究具有普遍意义，尽可能消除由于选取评价标准的任意性造成的偏倚，使得研究结果能够辅助临床决策。标准化的评估应当包括客观的功能性评估和患者报告结局，结合客观和主观两方面，对再植手术的结局和整体收益做出全面的评价。

本节将分别介绍断指再植术后的客观的可量化评估指标以及主观的患者报告结局评估指标。再植术后客观功能结局包括活动度、感觉、肌力。

二、断指再植术后评价方法

（一）活动度

活动范围（range of motion，ROM）是指一个关节从起始端至终末端的运动范围，使用量角器围绕特定关节进行测量，通常以度为单位。总体来说，ROM 可分为被动活动范围（PROM）、主动辅助活动范围（AAROM）和主动活动范围（AROM）。PROM 是指被检者在肌肉完全松弛的情况下，由外力作用于关节而发生运动的范围，无随意的肌肉收缩；AAROM 是指被检者在机器或他人提供辅助下的主动活动范围；AROM 是指由被检者主动收缩肌肉，在无辅助下完成的关节活动范围。

活动度（arc of motion）是以度为单位的总活动度，它考虑了所有关节（包括已融合关节和其余的关节）的运动范围，以及屈肌和伸肌功能。根据美国手外科学会（American Society for Surgery of the Hand），总主动活动度（total action motion，TAM）是指用测角仪测量所得掌指关节（meta carpophalangeal joint，MCP）、近端指间关节（proximal interphalangeal joint，PIP）和远端指间关节（distal Interphalangeal joint，DIP）的主

动活动范围的角度总和。手指的 DIP 和拇指的 IP 的正常活动范围为 80°，PIP 为 100°；正常的 MCP 活动范围，手指为 90°，拇指为 55°；正常的 TAM 活动范围，拇指为 135°，手指为 270°。对于 I 区屈肌或者在指浅屈肌（FDS）止点的远端的离断伤，因为 FDS 肌腱完好无损，所以其预期运动弧大于更近端的损伤。同理，如果 FDS 完好无损，环形皮肤软组织撕脱伤和脉管系统的损伤仍可恢复良好的活动度。TAM 取决于受伤程度和手指，平均 TAM 随受伤程度的增加而降低。

（二）感觉

推荐使用两点辨别觉（the two-point discrimination test，2PD）测试或 Semmes-Weinstein（SW）单丝测试评估再植手指的感觉恢复。2PD 测试是测量神经修复后感觉结果的最常用工具，用于测试再植肢体重新建立的触觉功能。2PD 测试要求受试者识别与皮肤接触的是两个不同的触点。标准的评估方法是让检查者使用卡尺，从比预期值更宽的距离开始，让受试者判断接触他的是两点还是一点，再移动两个点，使之越来越靠近，直至受试者认为触碰他的是一点，找到两个接触点之间的最短距离。手部的正常值为：拇指为 2.5～5 mm，食指为 3～5 mm，其他手指为 4～6 mm，手掌为 11 mm，手背为 7～12 mm。SW 单丝测试是检测周围神经病变导致保护性感觉丧失的常用工具。将单丝垂直按压在皮肤上，直到纤维轻微弯曲，保持约 1.5 s。记录受试者是否能感觉到单丝。一套完整的测试工具包括从细到粗的一系列尺寸的单丝，每一单丝标定了对应不同的形变时的压力。测试记录受试者能够感受到的最小单丝尺寸。

（三）肌力

肌力主要测定捏力和握力。

捏力的测定可采用 ARCON VerNova FCE 工伤评定系统的捏力计配件，与电脑连接进行测试。测试前向受试者者说明测试注意事项，测试可包括侧捏力、指尖捏力、三指捏力。测试时均匀用力 3 s，分别测试患侧和健侧，建议采用患侧和健侧的比值。测力计测量结果以千克（kg）或牛顿（N）为单位。拇指的功能不易单独评价，手功能依赖拇指和其他手指对指而发挥捏持功能。

握力的测定可采用 Jamar 液压式测力计，此仪器经过验证，效果可靠。Jamar 测力计具有可调节手柄，该手柄具有 5 个不同的位置，可调节仪器主体与手柄之间的距离。不同的手柄位置会影响所测量的握力，建议根据受试者手的大小调整手柄位置，使得受试者能够发挥最大的握力。受试者应坐在直背椅子上，双脚平放在地上，肩关节内收，肘部弯曲 90°，前臂和手腕处于中立位置。测力计测量结果以千克（kg）或牛顿（N）为单位。肌力测试应考虑受试者之间力量的个体差异。建议分别测试患者的患侧和健侧肢体，采用患侧和健侧的比值作为评估指标。

（四）患者报告结局

仅凭以上的客观功能测量还不能涵盖患者所关心的全部问题和期望，亦不能反映患者是否真正满意治疗和康复结果。还应考虑患者所患疾病导致的日常生活活动和社会适应方面的功能的变化。如果只针对疾病表现出的症状和体征进行治疗，最终是不会令医患双方满意的。

患者报告结局可洞悉患者的经历以及患者对所接受治疗的主观评估。由于断指再植手术本身就是根据患者的意愿来制定的手术决策，所以评估患者报告结局这一点尤为重要[9]。通过了解并评估患者的经历，医护人员可以从患者的角度评估治疗的效果，包括日常生活活动能力、生活质量和满意度等评估指标。患者报告结局的评估对于全面评估手指再植的疗效至关重要。

用于衡量患者报告结局的量表有许多种，这些量表对于不同疾病和干预措施的适用度各不相同。例如，手外科手术的评估可使用的与健康相关的生活质量量表超过 15 种。其中，密歇根大学手概况问卷调查表（MHQ）、上肢功能障碍评定量表（DASH）、中野与玉井的手掌与手指再植后功能评价（Tamai 评分）、中华医学会手外科学会拇手指再造功能评定试用标准，已被验证在评估与手外伤相关的患者报告结局方面是有效和可靠的。为了对数据进行可靠的收集和全面分析，应在治疗过程以及随访过程中定期使用量表进行评定。

（五）密歇根大学手概况问卷调查表（MHQ）

1998 年，密歇根大学的 K. C. Chung 等人设计了专门用于手及腕关节疾病的患者自评问卷调查表——密歇根大学手概况问卷调查表（Michigan Hand Outcomes Questionnaire，MHQ，表 2.1）。该问卷调查表的设计严格遵从心理测量学原则，其信度、效度及敏感度经过严格检验，均表现良好。

2018 年，上海市第六人民医院郑宪友等研究了 1000 余名患者行断指再植以及一期截肢残端修整术后一年随访 MHQ 评分，研究按手指类型和 Tamai 损伤程度分级分组，结果表明，每个手指离断平面越靠近远端，MHQ 得分越高。另外，研究还比较了每个亚组行断指再植以及一期截肢残端修整术的 MHQ 评分，发现拇指和食指在所有离断水平（Tamai 分级Ⅰ—Ⅴ）、中指在离断水平为 Tamai 分级Ⅱ—Ⅴ级，以及环指近端离断水平为 Tamai 分级Ⅳ—Ⅴ时，断指再植相较于一期截肢残端修整结果更好。Kamarul 等的研究也证实了该结果。因此，拇指离断伤强烈推荐再植手术。

表 2.1　密歇根大学手概况问卷调查表（MHQ）

Ⅰ．下列问题将针对您在过去一周内手和手腕的功能状况（每一个问题请选一个答案）。即使您的手和手腕没有任何异常，也请回答所有问题。

A. 下列问题是有关您的右手和右手腕的。

问　题	很好	好	一般	差	很差
1. 总体而言，您的右手活动能力如何？	1	2	3	4	5
2. 您的右手指活动能力如何？	1	2	3	4	5
3. 您的右手腕活动能力如何？	1	2	3	4	5
4. 您的右手力量如何？	1	2	3	4	5
5. 您的右手触觉的敏感度如何？	1	2	3	4	5

B. 下列问题是有关您的左手和左手腕的。

问　题	很好	好	一般	差	很差
1. 总体而言，您的左手活动能力如何？	1	2	3	4	5
2. 您的左手指活动能力如何？	1	2	3	4	5
3. 您的左手腕活动能力如何？	1	2	3	4	5
4. 您的左手力量如何？	1	2	3	4	5
5. 您的左手触觉的敏感度如何？	1	2	3	4	5

Ⅱ. 以下问题将针对过去的一周您的手所完成特定工作的情况（每一个问题请选一个答案）。如果您没有做过这些事情，请您给出您所估计的最佳答案。

A. 当您只用右手完成下列活动时，您所感觉的困难度如何？

活　动	毫无困难	稍微困难	有点困难	比较困难	非常困难
1. 转动门把手	1	2	3	4	5
2. 捡硬币	1	2	3	4	5
3. 端住一杯水	1	2	3	4	5
4. 用钥匙开门	1	2	3	4	5
5. 端住平底锅	1	2	3	4	5

B. 当您只用左手完成下列活动时，您所感觉的困难度如何？

活　动	毫无困难	稍微困难	有点困难	比较困难	非常困难
1. 转动门把手	1	2	3	4	5
2. 捡硬币	1	2	3	4	5
3. 端住一杯水	1	2	3	4	5
4. 用钥匙开门	1	2	3	4	5
5. 端住平底锅	1	2	3	4	5

C. 当您用双手完成下列活动时，您所感觉的困难度如何？

活　动	毫无困难	稍微困难	有点困难	比较困难	非常困难
1. 打开瓶盖	1	2	3	4	5
2. 扣衬衫纽扣	1	2	3	4	5
3. 用刀/叉吃东西	1	2	3	4	5
4. 提起一个物品袋	1	2	3	4	5
5. 洗盘子	1	2	3	4	5
6. 洗头发	1	2	3	4	5
7. 系鞋带/打结	1	2	3	4	5

Ⅲ. 下列问题将涉及在过去四周内您完成日常工作（包括家务和学校功课）的情况（每一个问题请选一个答案）。

完成日常工作的情况	总是发生	经常发生	有时发生	很少发生	从未发生
1. 您由于手或手腕的问题不能完成工作的频率有多高？	1	2	3	4	5
2. 您由于手或手腕的问题不得不缩短工作时间的频率有多高？	1	2	3	4	5
3. 您由于手或手腕的问题不得不放慢速度而完成工作的频率有多高？	1	2	3	4	5
4. 您由于手或手腕的问题使完成的工作量有所减少的频率有多高？	1	2	3	4	5
5. 您由于手或手腕的问题需要更长的时间去完成工作的频率有多高？	1	2	3	4	5

Ⅳ. 下列问题将涉及在过去一周内您的手和手腕的疼痛情况（每一个问题请选一个答案）。

A. 这些问题是有关您的右手和右手腕的。

1. 您的右手或右手腕疼痛的频率是多少？

a. 一直疼痛　　b. 经常疼痛　　c. 有时疼痛　　d. 很少疼痛　　e. 从未疼痛

如果您对上面的问题的回答是答案"e. 从未疼痛"，请跳过下面问题，并直接到下一页。

2. 请您描述您的右手或右手腕的疼痛程度。

a. 非常轻微　　b. 轻微　　　　c. 中等疼痛　　d. 很疼痛　　　e. 非常疼痛

3. 您手或手腕的疼痛影响您睡眠的频率有多高？

a. 总是发生　　b. 经常发生　　c. 有时发生　　d. 很少发生　　e. 从未发生

4. 您右手或右手腕的疼痛干扰日常活动（如吃饭或洗澡）的频率有多高？

a. 总是发生　　b. 经常发生　　c. 有时发生　　d. 很少发生　　e. 从未发生

5. 您右手或右手腕的疼痛使您不快乐的频率有多高？

a. 总是发生　　b. 经常发生　　c. 有时发生　　d. 很少发生　　e. 从未发生

B. 这些问题是有关您的左手和左手腕的。

1. 您的左手或左手腕疼痛的频率是多少？

a. 一直疼痛　　b. 经常疼痛　　c. 有时疼痛　　d. 很少疼痛　　e. 从未疼痛

如果您对上面的问题的回答是答案"e. 从未疼痛"，请跳过下面问题，并直接到下一页。

2. 请您描述您的左手或左手腕的疼痛程度。

a. 非常轻微　　b. 轻微　　　　c. 中等疼痛　　d. 很疼痛　　　e. 非常疼痛

3. 您左手或左手腕的疼痛影响您睡眠的频率有多高？

a. 总是发生　　b. 经常发生　　c. 有时发生　　d. 很少发生　　e. 从未发生

4. 您左手或左手腕的疼痛干扰日常活动（如吃饭或洗澡）的频率有多高？

a. 总是发生　　b. 经常发生　　c. 有时发生　　d. 很少发生　　e. 从未发生

5. 您左手或左手腕的问题使您不快乐的频率有多高？

a. 总是发生　　b. 经常发生　　c. 有时发生　　d. 很少发生　　e. 从未发生

Ⅴ. 下列问题将涉及在过去一周内您的手外观情况（每一个问题请选一个答案）。

A. 下列问题将涉及在过去一周内您的右手外观情况。

问　题	非常赞同	赞同	既不赞同也不反对	反对	非常反对
1. 我对我右手的外观很满意	1	2	3	4	5
2. 我右手的外观有时使我在公共场合感到不舒服	1	2	3	4	5
3. 我右手的外观使我很沮丧	1	2	3	4	5
4. 我右手的外观影响我的正常社会活动	1	2	3	4	5

B. 下列问题将涉及在过去一周内您的左手外观情况。

问　题	非常赞同	赞同	既不赞同也不反对	反对	非常反对
1. 我对我左手的外观很满意	1	2	3	4	5
2. 我左手的外观有时使我在公共场合感到不舒服	1	2	3	4	5
3. 我左手的外观使我很沮丧	1	2	3	4	5
4. 我左手的外观影响我的正常社会活动	1	2	3	4	5

VI. 下列问题将涉及在过去一周内您对手/手腕的满意程度（每一个问题请选一个答案）。

A. 下列问题将涉及在过去一周内您对右手/右手腕的满意程度。

问　题	非常满意	有点满意	中立	有点不满意	非常不满意
1. 您右手的整体功能	1	2	3	4	5
2. 您右手指的活动能力	1	2	3	4	5
3. 您右手腕的活动能力	1	2	3	4	5
4. 您右手的力量	1	2	3	4	5
5. 您右手的疼痛程度	1	2	3	4	5
6. 您右手的感觉敏感度	1	2	3	4	5

B. 下列问题将涉及在过去一周内您对左手/左手腕的满意程度。

问　题	非常满意	有点满意	中立	有点不满意	非常不满意
1. 您左手的整体功能	1	2	3	4	5
2. 您左手指的活动能力	1	2	3	4	5
3. 您左手腕的活动能力	1	2	3	4	5
4. 您左手的力量	1	2	3	4	5
5. 您左手的疼痛程度	1	2	3	4	5
6. 您左手的感觉敏感度	1	2	3	4	5

C. 请提供下面有关您个人的一些资料（每一个问题请选一个答案）。

1. 您是惯用右手还是惯用左手？

a. 惯用右手　　b. 惯用左手　　c. 都是

2. 哪只手您使用起来更不便?

a. 右手　　　b. 左手　　　c. 双手

3. 手出现问题后,您换工作了吗?

a. 是　　　b. 没有

请描述在您的手出现问题之前,您所参加工作的类型:_____

请您描述您目前工作的类型:_____

4. 您的性别?

a. 男性　　　b. 女性

5. 您的受教育程度?

a. 低于高中　　b. 高中　　　c. 大学肄业　　d. 大学　　e. 专业研究生

资料来源: K. C. Chung, M. S. Pillsbury, M. R. Walters, *et al.* "Reliability and validity testing of the Michigan Hand Outcomes Questionnaire," *J Hand Surg Am*, 1998, vol. 23, no. 4, pp. 575 – 587.

(六) 上肢功能障碍评定量表 (DASH) 和简化 DASH 量表 (Quick DASH)

上肢功能障碍评定量表 (disabilities of the arm, shoulder and hand, DASH, 表 2.2) 包含 30 个问题,采用 5 分积分法,基于患者执行日常活动、做家务/杂事、购物/出门、娱乐活动、自我护理、穿衣、饮食、睡眠和体育/表演艺术的能力,评估上肢疾病或损伤患者的症状和功能状态,纳入症状包括疼痛、无力、僵硬和感觉异常。每个选项赋分求和,得到 0 到 100 之间的分数,分数越高表示上肢功能越差。

此外,DASH 的简化版本,即 Quick DASH (表 2.3) 也在研究中得到较为广泛的使用,积分方式与 DASH 相同,也具有较高的可靠性和有效性,得到 0 到 100 之间的分数,分数越高表示残疾程度越严重。

表 2.2　上肢功能障碍评定量表 (DASH)

Ⅰ. 必填模块

请根据过去一周内您从事如下活动的能力来打分。

活　动	毫无困难	有点困难	中度困难	非常困难	无法完成
1. 打开一个紧的或新的罐子	1	2	3	4	5
2. 书写	1	2	3	4	5
3. 转动钥匙 (开锁、发动引擎)	1	2	3	4	5
4. 准备一顿饭	1	2	3	4	5
5. 推开一扇沉重的门	1	2	3	4	5
6. 在高过您头顶的架子上放置物品	1	2	3	4	5
7. 做繁重的家务活 (如刷墙、擦地板)	1	2	3	4	5
8. 种植或整理园子	1	2	3	4	5
9. 铺床	1	2	3	4	5
10. 提购物袋或公文包	1	2	3	4	5
11. 提重物 (超过 4.5 千克)	1	2	3	4	5

续表

活　　动	毫无困难	有点困难	中度困难	非常困难	无法完成
12. 换高过头顶的灯泡	1	2	3	4	5
13. 洗或吹干您的头发	1	2	3	4	5
14. 洗后背	1	2	3	4	5
15. 穿套头毛衣	1	2	3	4	5
16. 用刀子切食物	1	2	3	4	5
17. 几乎不需要费力就能完成的休闲活动（如打扑克牌、织毛线等）	1	2	3	4	5
18. 需要手、手臂或肩膀使用些力量才能完成的休闲活动（如高尔夫球、使用锤子干活、打网球等）	1	2	3	4	5
19. 需要灵活使用手臂才能完成的休闲活动（如玩飞盘、打羽毛球等）	1	2	3	4	5
20. 完成交通需求（从一个地方到另一个地方）	1	2	3	4	5
21. 性活动	1	2	3	4	5

问　　题	无	轻度	中度	重度	极度
22. 在过去的一周内，您的手、手臂或肩部问题对您在与家人、朋友、邻居和组群的正常社交活动中产生了何种程度的影响？	1	2	3	4	5

问　　题	毫不受限	轻度受限	中度受限	非常受限	不能完成
23. 在过去的一周内，您的手、手臂或肩部问题是否限制了您的工作或者日常活动？	1	2	3	4	5

请为过去一周内下列症状的严重程度打分。

症　　状	无	轻度	中度	重度	极度
24. 手臂、肩部或手疼痛	1	2	3	4	5
25. 当进行某项特定活动时手臂、肩部或手疼痛	1	2	3	4	5
26. 手臂、肩部或手的刺痛感（针刺样）	1	2	3	4	5
27. 手臂、肩部或手无力	1	2	3	4	5
28. 手臂、肩部或手僵硬	1	2	3	4	5

问　　题	毫无困难	有点困难	中度困难	非常困难	无法入睡
29. 在过去的一周内，由于您手臂、肩部或手疼痛给您带来了何种程度的睡眠困难？	1	2	3	4	5

问　　题	强烈不赞同	不赞同	不赞同也不反对	赞同	强烈赞同
30. 由于手臂、肩部或手的问题，您觉得自己能力很差，很没自信，很没用	1	2	3	4	5

Ⅱ. 选填模块

A. 工作模块（选填）。

下列问题旨在评估手臂、肩部、手的问题对您工作的影响（如果家务劳动是您的主要工作，也包含其中）。

请表明您的工作：＿＿＿＿＿

　　　　□我不工作。（您可以跳过这个部分。）

请圈出适当的数字以最准确地描述过去一周内您的身体能力。

您是否有困难	毫无困难	有点困难	中度困难	非常困难	无法完成
1. 使用您平时的技术来工作	1	2	3	4	5
2. 因手臂、肩部、手疼痛，能否进行您平时的工作	1	2	3	4	5
3. 随心所欲地进行您的工作	1	2	3	4	5
4. 花费您平时的时间量进行工作	1	2	3	4	5

B. 体育/表演艺术模块（选填）。

下列问题涉及您使用乐器或从事体育运动时手臂、肩部、手问题对您的影响。如果您使用超过一种乐器或者从事超过一种体育运动（或既使用乐器又从事体育运动），请认真谨慎地回答这些对于您来说很重要的问题。

请表明哪种乐器或者体育运动对您来讲是最重要的：＿＿＿＿＿＿＿

　　　　□我不做任何体育运动或使用任何乐器（您可以跳过这个部分。）

请圈出适当的数字以最准确地描述过去一周内您的身体能力。

您是否有困难	毫无困难	有点困难	中度困难	非常困难	无法完成
1. 用您平时的技巧使用乐器或从事体育运动	1	2	3	4	5
2. 因手臂、肩部、手疼痛，您能否使用平时的乐器，或从事平时的体育运动	1	2	3	4	5
3. 随心所欲地使用平时的乐器或从事平时的体育运动	1	2	3	4	5
4. 花费您平时的时间量完成练习或使用乐器或从事体育运动	1	2	3	4	5

　　说明：每个选填模块均由四部分组成，这些问题可能对一些人不适用。选填模块的目的是查看专业的运动员/表演艺术家以及其他工人群体是否存在 DASH 的 30 个常规问题中"检测不到的"或者并不影响日常生活的问题。由四道题组成的选填模块分数的算法和前面介绍的相同。为了计算分数，所有四个问题均要作答。将分数简单加和后除以 4（题目的数量），减去 1，再乘以 25，得到一个不超过 100 的分数。

　　资料来源：P. L. Hudak，P. C. Amadio，C. Bombardier，"Development of an upper extremity outcome measure：the DASH（disabilities of the arm，shoulder and hand）［corrected］. The Upper Extremity Collaborative Group（UECG），" *Am J Ind Med*，1996，vol. 29，no. 6，pp. 602 – 608.

表2.3　简化 DASH 量表（Quick DASH）

Ⅰ. 必填模块

请根据过去一周内您从事如下活动的能力来打分。

活　　动	毫无困难	有点困难	中度困难	非常困难	无法完成
1. 打开一个紧的或新的罐子	1	2	3	4	5
2. 做繁重的家务活（如刷墙、擦地板）	1	2	3	4	5
3. 提购物袋或公文包	1	2	3	4	5
4. 洗后背	1	2	3	4	5
5. 用刀子切食物	1	2	3	4	5
6. 需要手、手臂或肩膀使用些力量才能完成的休闲活动（如高尔夫球、使用锤子干活、打网球等）	1	2	3	4	5

问　　题	无	轻度	中度	重度	极度
7. 在过去的一周内，您的手、手臂或肩部问题对您在与家人、朋友、邻居和组群的正常社交活动中产生了何种程度的影响？	1	2	3	4	5

问　　题	毫不受限	轻度受限	中度受限	非常受限	不能完成
8. 在过去的一周内，您的手、手臂或肩部问题是否限制了您的工作或者日常活动？	1	2	3	4	5

请为过去一周内下列症状的严重程度打分。

症　　状	无	轻度	中度	重度	极度
9. 手臂、肩部或手疼痛	1	2	3	4	5
10. 手臂、肩部或手有刺痛感（针刺样）	1	2	3	4	5

问　　题	毫无困难	有点困难	中度困难	非常困难	无法入睡
11. 在过去的一周内，您手臂、肩部或手疼痛给您带来了何种程度的睡眠困难？	1	2	3	4	5

Ⅱ. 选填模块

A. 工作模块（选填）。

下列问题旨在调查手臂、肩部、手的问题对您工作的影响（如果家务劳动是您的主要工作，也包含其中）。

请写明您的工作：＿＿＿＿＿＿＿

　　　　□我不工作。（您可以跳过这个部分。）

请圈出适当的数字以最准确地描述过去一周内您的身体能力。

您是否有困难	毫无困难	有点困难	中度困难	非常困难	无法完成
1. 使用您平时的技术来工作	1	2	3	4	5
2. 因手臂、肩部、手疼痛，您能否进行平时的工作	1	2	3	4	5
3. 随心所欲地进行您的工作	1	2	3	4	5
4. 花费您平时的时间量进行工作	1	2	3	4	5

B. 体育/表演艺术模块（选填）。

下列问题涉及您使用乐器或从事体育运动（或既使用乐器又从事体育运动）时手臂、肩部、手问题对您的影响。如果您使用超过一种乐器或者从事超过一种体育运动（或既使用乐器又从事体育运动），请认真谨慎地回答这些对于您来说很重要的问题。

请表明哪种乐器或者体育运动对您来讲是最重要的：＿＿＿＿＿＿＿＿

　　　　□我不做任何体育运动或使用任何乐器（您可以跳过这个部分。）

请圈出适当的数字以最准确地描述过去一周内您的身体能力。

您是否有困难	毫无困难	有点困难	中度困难	非常困难	无法完成
1. 用您平时的技巧使用乐器或从事体育运动	1	2	3	4	5
2. 因手臂、肩部、手疼痛，您能否使用平时的乐器或从事您平时的体育运动	1	2	3	4	5
3. 随心所欲地使用平时的乐器或从事平时的体育运动	1	2	3	4	5
4. 花费您平时的时间量练习或使用乐器或从事体育运动	1	2	3	4	5

资料来源：Toshihiko Imaeda, Satoshi Toh, Takuro Wada, et al., "Impairment Evaluation Committee, Japanese Society for Surgery of the Hand," *J Orthop Sci*, 2006, vol. 11, no. 3, pp. 248 – 253.

（七）中野与玉井的手掌与手指再植后功能评价（Tamai 评分）

Tamai 等构建的评分系统旨在评估手指再植后的客观功能结局以及患者报告结局，包括日常生活活动、患者满意度和主观症状等类别。每个结局的总评分范围为 – 10 ～ 140 分（表 2.4）。尽管该评分系统提供了客观的衡量指标，但评分过程还是非常主观的，没有具体定义，如轻度、中度和严重。Chung 等的一项研究表明，尽管使用较为复杂，但 Tamai 的评分能较好地代表手的真实功能。

表2.4 Tamai 评分

Ⅰ. 活动度（0～40分）

1. 拇指

（1）对指功能：能够完成（10），困难（5），不能完成（0）。

（2）总活动度（相对于健侧总活动度）：>50%（10），<50%（5），僵硬（0）。

2. 手指

总活动度：>151°（20），111°～150°（15），71°～110°（10），<70°（5），僵硬（0）。

Ⅱ. 日常生活活动（0～20分）

日常生活活动	容易做到	困难	不能做到
1. 推动物体	1	0.5	0
2. 敲击物体	1	0.5	0
3. 勾住或拖拽物体	1	0.5	0
4. 抓柔软的物品	1	0.5	0
5. 抓坚硬的物品	1	0.5	0
6. 用力抓握	1	0.5	0
7. 捡起一个硬币	1	0.5	0
8. 捡起一根针	1	0.5	0
9. 拧毛巾	1	0.5	0
10. 蘸水	1	0.5	0
11. 洗脸	1	0.5	0
12. 打结	1	0.5	0
13. 系扣子	1	0.5	0
14. 写字	1	0.5	0
15. 使用剪刀	1	0.5	0
16. 使用锤子	1	0.5	0
17. 拧螺丝刀	1	0.5	0
18. 夹晾衣夹	1	0.5	0
19. 从口袋里摸索物品	1	0.5	0
20. 玩"石头剪刀布"	1	0.5	0

Ⅲ. 感觉（评分标准参照英国医学研究委员会 1954 年制定的标准）（0～20 分）

感 觉	分级	得分
神经管辖区无任何感觉恢复	S0	0
浅表痛觉恢复	S1	4
浅表痛觉恢复，部分触觉恢复	S2	8
浅表痛觉和触觉恢复，不伴有痛觉过敏反应	S3	12
S3 基础上，伴有2PD部分恢复	S3$^+$	16
感觉完全恢复，2PD < 6 mm	S4	20

Ⅳ. 主观症状（0～20 分）

主观症状	严重	中度	轻度
1. 疼痛	−3	−2	−1
2. 不能耐受寒冷	−3	−2	−1
3. 麻木	−3	−2	−1
4. 感觉异常	−3	−2	−1
5. 束紧感	−3	−2	−1

Ⅴ. 美观（0～20 分）

美 观	严重	中度	轻度
1. 萎缩	−3	−2	−1
2. 瘢痕	−3	−2	−1
3. 颜色改变	−3	−2	−1
4. 畸形（成角、旋转、锤状指、天鹅颈、钮孔）	−3	−2	−1

Ⅵ. 患者满意度（0～20 分）

患者满意度	得分
非常满意	20
满意	15
基本满意	10
不太满意	5
不满意	0

Ⅶ. 工作状态（−10～0 分）

工作状态	得分
原来的工作	0
换了工作	−5
无法工作	−10

说明：总评价：优80～100分；良60～79分；中40～59分；差0～39分。

资料来源：S. Tamai, "Twenty years' experience of limb replantation—review of 293 upper extremity replants," *J Hand Surg Am*, 1982, vol. 7, no. 6, pp. 549−556.

（八）中华医学会手外科学会拇、手指再造功能评定试用标准

2000 年 3 月，中华医学会手外科学会在无锡市召开全国上肢功能评定标准研讨会，会上制定了一个尽可能简便实用、适合国情的评定标准。该标准与国际接轨并结合我国实际，目前我国依旧沿用此标准。

该标准具体评分表见本章第二节"拇手指再造术后功能评价"。

（九）陈氏标准

1978 年，陈中伟提出了一套针对断肢再植术后功能恢复的评判标准。该标准简便、实用，能准确反映功能恢复的情况，在国际上被称为"陈氏标准"。陈氏标准对世界断肢再植和国际显微重建外科具有重要贡献，为断肢再植术后的功能评价提供了一套较为理想的参考标准。

陈氏标准推荐在术后 1 年进行断肢再植的功能评价，根据术后的工作能力、关节活动度、感觉恢复情况和肌力恢复情况四个指标分为优、良、可、差四个等级：

一级（优）：①能从事原工作且再植肢体发挥重要作用；②关节（包括再植肢体的邻近关节）活动度达正常 60% 以上；③感觉恢复好，能耐受寒冷；④肌力恢复至 4～5 级。

二级（良）：①不能从事原工作，但能适当进行其他工作；②关节活动度达正常 40% 以上；③感觉恢复接近正常；④肌力恢复至 3～4 级。

三级（可）：①能生活自理；②关节活动度达正常 20% 以上；③感觉恢复差，但有一定功能；④肌力恢复至 3 级。

四级（差）：肢体存活，但功能几乎丧失。

陈氏标准具有以下优势：①评价指标操作简单，便于医疗工作者在随访过程中操作；②评价指标代表性强，较为全面地从运动、感觉、生活质量三方面对患者进行了评价；③被国际认可，便于进行国际学术交流。

三、影响断指再植手术成功的因素

影响再植手术结果的因素是多方面的。首先是患者自身的年龄、生活习惯、合并症等因素，尤其是影响外周血流灌注的因素。例如，糖尿病、自身免疫性疾病和外周血管疾病等都会显著影响预后。Hustedt 等研究发现，患有三种以上合并症的患者再植失败的概率显著升高，其中，周围血管疾病患者的再植失败风险相对更高。吸烟可导致再植手术的成功率显著下降，非吸烟者再植成功的概率比吸烟者高 3 倍。

断指的损伤程度和损伤机制是影响再植手术预后的重要因素，断指的特征直接决定了再植手术的临床指征。Soucacos 指出，由于离断水平位于 1 区的肢体的 FDS 完好无损，以及离断水平位于 3 区的肢体其掌深弓及掌浅弓提供的血供较普通指动脉的血供好，因此，再植后，离断水平位于 1 区和 3 区的功能结局往往比离断水平位于 2 区者好；远节手指再植后的活动度、握力和主观功能恢复优于近端损伤。

缺血时间也是影响再植手指的存活以及远期功能预后的重要因素之一。一般来讲，

再植手指的热缺血时间至多8 h，冷缺血时间至多30 h。然而，这一指征并不绝对。随着显微外科技术的进步，也有研究报道了缺血时间更长的病例，断指再植后存活和远期功能结果满意。尽管理论上再植时间距离受伤时间越短越好，但是，相比于在外科医生疲倦时或临时组织不熟悉设备的手术团队在夜晚进行再植手术，将手术延迟到正常工作时间再进行的预后更好。Woo 等发现延迟再植的总生存率（88%）与立即再植的生存率（84%）没有统计学差异，并且延迟再植的病例功能恢复良好。Cavadas 等分析了597 例再植病例，也发现立即再植组（91%）和延迟再植组（93%）的存活率没有统计学差异。

手术医生和手术技巧也是影响断指再植成功的因素。外科医生的技术和经验以及手术设施的水平会影响再植结果。相较于具有 5 ～ 9 年经验（57%）和少于 5 年经验（49%）的外科医生，具有 10 年以上经验的外科医生施行的再植手术的成活率更高（68%）。Hahn 等研究发现，再植术中血管吻合的数量越高，存活率越高，吻合 1 个动脉的断指存活率为 68%，吻合 1 个动脉和 1 个静脉的断指存活率为 82%，吻合 1 个动脉和 2 个静脉的断指存活率为 95%，吻合 2 个及以上动脉和 2 个静脉的断指存活率为99%。病例量大的医院的断指再植存活率和成功率更高。对于拇指再植，具有 20 例及以上病例经验的医院，其成功概率高出其他医院 2 倍。

对于功能预后，术后康复训练是非常重要的。断指拆线后即应该开始对未行固定的关节进行被动屈伸活动练习。术后 3 周应加大被动练习幅度，并开始主动练习。去除内固定后，应积极指导患者进行主动活动练习和康复训练治疗，使再植手指尽快恢复功能。患者对康复方案的依从性和坚持程度可以直接影响再植手指的功能结果。

此外，有结果表明，再植手术的预后会受到抑郁和焦虑的影响。抑郁与再植后创伤感知的严重程度相关。Efanov 等的一项研究表明，在患者康复期间进行心理咨询有助于改善功能恢复和生活质量，进行心理咨询的患者组的 DASH 评分更高（29.6：34.8）。

第二节　拇手指再造术后功能评价

一、拇指再造术后功能评价

手作为人体的主要功能器官之一，在劳动和交流中都具有重要作用。由于手与日常生活和工作息息相关，手部常遭受意外伤害，尤其容易损伤拇指，甚或导致拇指残缺。这不仅严重影响了手的美观和功能，还可能对患者心理造成负面影响。尤其是不恰当的治疗很可能导致手功能的严重障碍。当然，无论先天还是后天原因引起拇指部分或完全缺损的患者均可行拇指再造。

（一）拇指缺损程度评价

临床工作中，通常根据拇指缺损程度选择合适的手术方式。同时，不同的拇指缺损程度，对术后康复治疗策略制定和术后功能的恢复评定也有不同的指导意义。故而常需对拇指缺损进行分度：

Ⅰ度缺损：拇指末节部分的缺损。又可分为Ⅰ1度和Ⅰ2度缺损。

Ⅰ1度缺损：拇指末节中段以远缺损，总的说来对手功能影响不大，从功能角度考虑，一般无需行再造手术。但对指体外形及功能要求较高的患者，可行第一趾末节移植或第二趾趾甲移植术完成拇指再造。

Ⅰ2度缺损：拇指末节基底部以远缺损，和Ⅱ度缺损相比，该缺损仍保留指间关节的完整性。该缺损是否需要行再造手术，除美观的考量外，更多基于患者的代偿和适应能力。通常可行第一趾末节移植再造。

Ⅱ度缺损：拇指指间关节处的缺损，此型及此型以上的拇指缺损将导致拇指功能超过50%的丧失，通常均建议行再造术。对于Ⅱ度缺损再造术术式选择，可同Ⅰ2度缺损。

Ⅲ度缺损：拇指近节缺损。为方便术式选择，拇指Ⅲ度缺损又分为Ⅲ1度和Ⅲ2度缺损。

Ⅲ1度缺损：拇指近节远端缺损，处理方式可参照Ⅱ度缺损，同时依据残留指体外形选择合适的再造供体足趾。

Ⅲ2度缺损：拇指近节基底部至中段缺损。通常考虑选用第二趾移植再造。

Ⅳ度缺损：拇指掌指关节处缺损。此时的足趾移植再造需考虑带跖趾关节。

Ⅴ度缺损：拇指及第一掌骨部缺损。又可分为Ⅴ1度、Ⅴ2度和Ⅴ3度缺损。

Ⅴ1度缺损：拇指第一掌骨远端缺损。再造术式同Ⅳ度缺损，此时，需根据拇短展肌留存情况决定是否行对掌功能修复或重建。

Ⅴ2度缺损：拇指第一掌骨中段缺损。需根据拇短展肌留存情况决定是否行对掌功能修复或重建，其再造术式可参照Ⅴ3度缺损。

Ⅴ3度缺损：第一掌骨基底部缺损伴拇短展肌缺损。可选用带菱形足背皮瓣及带跖趾关节的第二趾移植再造。

Ⅵ度缺损：腕掌关节周围缺损。再造术式可同Ⅴ3度缺损。

另一较为常用的分类法为六型12级，此分类法除在原有拇指纵轴进行长度上的分度外，还考虑到同一水平不同程度的缺损程度分型：

第Ⅰ型拇指缺损：分为在拇指末节指骨中部或甲根部离断的完全性缺损和不完全性缺损。其中不完全性缺损又分为：

Ⅰ-R型拇指缺损：拇指末节远端桡侧半缺损；

Ⅰ-U型拇指缺损：拇指末节远端尺侧半缺损；

Ⅰ-V型拇指缺损：拇指末节远端指腹侧缺损；

Ⅰ-D型拇指缺损：拇指指甲或末节远端指背侧缺损。

第Ⅱ型拇指缺损：分为在拇指指间关节处离断的完全性缺损和不完全性缺损。其中不完全性缺损又分为：

Ⅱ-R型拇指缺损：拇指末节桡侧半缺损；

Ⅱ-U型拇指缺损：拇指末节尺侧半缺损；

Ⅱ-V型拇指缺损：拇指末节指腹侧缺损；

Ⅱ-D型拇指缺损：拇指末节指背侧缺损。

第Ⅲ型拇指缺损：分为在拇指近节指骨终端离断的完全性缺损和不完全性缺损。其中不完全性缺损又分为：

Ⅲ-R 型拇指缺损：拇指近节以远桡侧半缺损；

Ⅲ-U 型拇指缺损：拇指近节以远尺侧半缺损；

Ⅲ-V 型拇指缺损：拇指近节以远指腹侧缺损；

Ⅲ-D 型拇指缺损：拇指近节以远指背侧缺损。

第Ⅳ型拇指缺损：拇指在掌指关节处离断的完全性缺损。

第Ⅴ型拇指缺损：拇指在掌骨中段或近段离断，伴有第一掌骨部分缺损的拇指完全性缺损。

第Ⅵ型拇指缺损：拇指在腕掌关节处或桡腕关节水平离断伴有掌骨缺损的拇指完全性缺损。

理想的拇指再造应达到的标准包括：有足够的长度，与正常拇指等长或稍短些为好；再造拇指周径应大于其他手指，指腹应饱满；有足够的屈伸力量；具有内收外展功能；再造拇指应处于对掌位，能完成外展及对掌功能，且必须有 1～2 个手指与再造拇指的指腹有对掌功能；有良好的感觉，两点辨别觉在 10 mm 以内，这对持物等功能有重要作用，同时对预防烫伤、冻伤等均有作用，感觉恢复是评价疗效的重要指标之一；有指甲存在。

拇指再造还需遵循美学标准，力争使拇指在运动或静止状态下其外形尽可能与正常的拇指相似。这些评判标准包括再造拇指的长度、直径、指体节段数、外形、位置及运动过程中拇指的形态等。术前规划常需包括以下方面：①根据拇指缺损的类型选择不同的手术方法；②选择良好的供区；③对所需移植的指（趾）体进行外科美学塑形；④重建方式以便于早期功能训练为基准。

总而言之，常规拇指再造术后的功能评价包括：手部外形、手部运动协调性、所有手部皮肤和皮瓣血液循环情况、术后皮肤和皮瓣存活率、创口愈合情况、骨愈合情况、神经再生情况、各关节的活动度、指体感觉情况等。但拇指再造术后功能评价不能仅仅局限于手部功能的客观评价，需进行纳入患者参与模式且聚焦于日常生活能力改善的综合评价。既往拇指再造术后功能评价主要包括客观测量和患者主观满意度。众多研究表明，两者之间存在部分差异。

（二）拇指功能评定

拇指对于手部功能的发挥极为重要，特别是在进行抓握动作时，拇指是不可或缺的，拇指可帮助我们完成精准而有力的抓握动作。除此以外，拇指的动作有其独特性，由于第一腕掌关节的鞍状结构，其具有两个运动轴：轨道轴可以弯曲和伸展；矢状轴可用于内收和外展，也可用于圆周运动。因此，多年来，拇指外伤后的功能重建、康复以及功能评估一直是手外科医师、康复医生等共同关注的重要课题。针对拇指的再造术后功能评定包括运动功能评定和感觉评定。

1. 运动功能评定

拇指对指及拇指各关节主动活动度分为可以、困难和不能。拇指关节总的主动活动度为掌指关节和指间关节活动度之和，分为 >90°、<90°和强直三个等级。

2. 感觉评定

（1）感觉恢复评定（Highet 评价标准）：

S0：神经绝对支配区内感觉丧失；

S1：神经绝对支配区内深感觉恢复；

S2：神经绝对支配区内浅表痛觉和触觉一定程度的恢复；

S3：神经绝对支配区内浅表痛觉和触觉完全恢复，过敏反应消失；

S3$^+$：在 S3 基础上有两点间辨别觉的恢复；

S4：神经绝对支配区内感觉恢复正常，两点间辨别觉 <6 mm。

（2）静态两点辨别觉（2PD）测试。2PD 测试是感觉的客观有效反映，可反映再造术手功能恢复情况，且对预后具有一定的预测价值。测试时距离越小，说明支配该区的神经感觉恢复越好。通常，2PD <6 mm 为正常，7～10 mm 为感觉部分丧失，但尚可，11～15 mm 较差，>15 mm 为感觉完全丧失或仅有保护性感觉。

（3）Semmes-Weinstein（SW）法。这是一种相对精细的感觉检查。可将将触觉障碍量化且分为 5 级。单丝的规格有 1.65、2.36、2.44、2.83、3.22、3.61、3.84、4.08、4.17、4.31、4.56、4.74、4.93、5.07、5.18、5.46、5.88、6.10、6.45、6.65 共 20 种。其中，2.83 为正常值；3.61 为轻触觉减退，温度觉正常，实体觉接近正常；4.31 为保护性感觉减弱，温痛觉正常，持物困难；4.56 为保护性感觉消失，温度觉减退或消失，但保留针刺觉和深压觉；6.65 为除深压觉外，所有感觉均消失。

（4）寒冷不耐受症状严重程度（cold intolerance symptom severity，CISS）问卷量表（表 2.5）。该量表主要用以评定再造手指的耐寒程度。

表 2.5 CISS 问卷量表

问　题	评分
1. 暴露在寒冷中，您受伤的肢体会出现以下哪种寒冷不耐受症状？	无需评分
疼痛、麻木、僵硬、无力、隐痛、肿胀、皮肤颜色变化（白色/蓝白色/蓝色）	
2. 您多久出现一次这些症状？（请勾选）	
持续性的/一直	10
一天几次	8
一天一次	6
一周一次	4
每月一次或更少	2
从不（建议添加）	0
3. 当您回到温暖的环境中时，由寒冷引起的症状何时得到缓解？（请勾选）	
无改善（建议添加）	0
几分钟之内	2
30 分钟之内	6

续表

问　　题	评分
30 多分钟之后	10
4．您是如何减轻或预防症状的发生？（请勾选）	
无特殊措施	0
把手放在口袋里	2
寒冷天气戴手套	4
一直戴手套	6
避免寒冷天气/呆在室内	8
其他（请说明）	10
5．在以下情况下，寒冷对受伤的手有多大的影响？（请从 0～10 分打分）	
手持一杯冰水*	10
拿着冷冻箱里的冷冻包*	10
冷水洗涤*	10
当您洗完热水澡/淋浴后回到室温中*	10
在寒冷的冬季	10
6．请说明以下每项活动是如何因寒冷所致受伤手的症状而受到影响的，并对每项活动进行评分。	
家务	4
兴趣爱好	4
穿脱衣物	4
系鞋带	4
您的工作	4

说明：斜体部分是我们关于如何提高评分的一些建议。

问题1中，患者被要求对其症状进行评分，"请给每个症状一个介于 0 和 10 之间的分数，此时 0 = 没有任何症状，10 = 可以想象到的最严重的症状"。但是，这个问题中给出的分数并不计入 CISS 的最终分数。

对于正常人群，我们可用下面的一句话来代替问题1：寒冷不耐受主要是手指对低温的痛苦反应，例如，在寒冷的天气。可能会出现如疼痛、麻木、手指僵硬和肿胀、手指或手的无力、隐痛以及手指或手的白色或青紫色变症的症状。

星标（＊）问题都出自 McCabe 的寒冷敏感测试。

（资料来源：M. S. Irwin, S. E. Gilbert, G. Terenghi, et al., "Cold intolerance following peripheral nerve injury, natural history and factors predicting severity of symptoms," *J Hand Surg Br*, 1997, vol. 22, no. 3, pp. 308 – 316.）

（三）日常生活活动评定

日常生活活动评定（activities of daily living，ADL）包括以下 10 个动作的完成情况：捡针、捡分币、写字、提重物、拿大茶缸、锤钉子、旋螺丝、系鞋带、扣扣子、开瓶盖。常用的评定方法为 Barthel 指数分级法（表2.6）。

表2.6 Barthel 指数分级

项目	0分	5分	10分	15分
大便	失禁	偶尔失禁	能控制	
小便	失禁	偶尔失禁	能控制	
修饰	需帮助	独立洗脸刷牙梳头剃须		
用厕	依赖别人	需部分帮助	自理	
吃饭	完全依赖	需部分帮助	全面自理	
转移	完全依赖，不能坐	需大量帮助（2人），能坐	需少量帮助（1人）或指导	自理
活动（步行）	不能动	在轮椅上独立活动（体力或语言指导）	需1人帮助步行	独自步行（可用辅助器）
穿衣	依赖	需部分帮助	自理	
上楼梯	不能	需帮助（体力或语言指导）	自理	
洗澡	依赖	自理		

说明：满分为100分。其中，>60分为基本完成，41～60分为需要帮助，20～40分为需要较多帮助，<20分为完全需要帮助。

资料来源：Sidney Katz, Amasa B. Ford, Roland W. Moskowitz, er al., "Studies of illness in the aged," *JAMA*, 1963, vol. 21, no. 185, pp. 914 –919.

（四）拇指再造术后其他评定

除对感觉、运动的评估外，对于外形，常用视觉模拟评分法（visual analogue scale/score, VAS）。视觉模拟评分法比较灵敏，可对患肢的功能和美容效果进行评分。其具体做法是：在纸上画一条10 cm的横线，横线的一端为0，表示对患肢功能和外形满意；另一端为10，表示对患肢功能和外形极为不满意；中间部分表示不同程度的满意度。让患者根据自我感觉在横线上画一记号，表示满意度。

针对再造指体血液循环评估，可将再造指体皮肤颜色由灰暗/发绀至色泽、温度正常分为四个等级进行评判。

另外，对于拇指再造术后功能评定，供区功能作为整体功能评定的有效补充，不应被忽视。对于供区功能评定，通常涉及供区外形、植皮成活情况、有无破溃感染、感觉及运动功能、术后行走功能的影响和患者满意度等。尤其是常用的下肢供区，目前较为常用的对于行走功能的评定方式，主要包括足底压力分布分析、三维步态分析（步态测量、步态特征的提取与功能评估）等，是近年来广泛采用的评估供给移植再造后下肢运动和功能的方法。既往这一评估方法主要应用在对神经系统疾病的病因分析和诊断、疾病进程的跟踪等。研究人员将这一方法引入拇指再造患者的手术前、后下肢功能评估中，对于患者整体治疗方案的制定或其他干预治疗效果的预测和评估都有重要意义。同时，该方法具有客观、准确、定量、操作便捷的特点，在功能评定、康复指导等领域受到越来越多的关注。

二、手指再造术后功能评价

(一) 手指再造的历史

手是人类的劳动器官，感觉精细，活动灵巧。手指缺失对手功能影响巨大。手指再造历史十分悠久。早在 1890 年，Nicoladoni 叙述了一个分期手术带蒂转移的方法，把自体踇趾移植到手上，来再造拇指。由于强制固定的位置不舒服，固定的时间又长，功能也不尽如人意，这个方法逐渐被抛弃。1897 年，Nicoladoni 又介绍了带蒂皮瓣移植结合植骨再造拇指的方法，被许多后来者采用并加以改良。但即便如此，患者也会因为手指缺乏感觉，再造指体导致在手工劳动时再次受伤且伤口迁延不愈。此外，使用带蒂皮瓣再造拇指还会因为厚的皮下组织使得皮肤活动度大，稳固性差。总而言之，带蒂皮瓣结合植骨再造拇指，手的功能得不到完全恢复，离患者的要求相距甚远。

自 20 世纪以来，陆续出现了一些各有一定成效的重建拇指和手指的功能的手术方法。1966 年，杨东岳成功设计实施了第二趾移植再造拇指的手术，成为此领域的开拓性工作。1968 年，Cobett 首次采用踇趾再造拇指。之后陆续出现了许多采用不同形式足趾移植再造拇指及手指的报道。上海市第六人民医院于仲嘉教授在世界上首先用金属人工掌骨作连接，将自体足趾移植到截肢后的前臂残端，再造出有感觉、能活动的新手，被国际友人誉为"中国手"。在以后的实践中，他又完善了这一发明，形成"手或全手指缺失的再造技术"，并于 1985 年荣获国家发明一等奖。2007 年，王增涛报道了一组手指全形再造的病例。他基于正常手指的结构与形态，再造出新的手指。全形再造手术所需组织材料来自全身各处，足趾得以保留。因其供区损伤小，术后手足外形和功能好，全形再造的理念和手术方式在国内外逐渐推广开展，成为目前再造的新趋势。

近年来，随着显微外科技术和器械设备的改进，直径 0.8 ～ 1.0 mm 的小血管吻合技术的提高，吻合血管的单一或复合组织的游离组织移植不仅切实可行，而且得到日益广泛的应用。这一切使四肢显微再造和修复外科的治疗技术大为改观：通过为残缺的肢体重建功能，给肢体残疾的患者带来福音。

(二) 手指再造简介

和拇指缺失不同，单个手指的缺失很少成为再造手术的问题。因为单根手指因外伤缺失之后，经过一段时间的康复，其余手指在很大程度上能够代偿其损失的功能。如果缺失的是食指或小指，其情况更是如此。事实上，目前临床医生在决定是否要移植足趾来再造缺失手指时总是十分保守的。通常只有在患者的职业要求十分需要这个手指的时候，医生才会为其考虑再造问题。

4 个手指加在一起，形成同拇指相对的强有力对抗支柱，对于手的整体功能有着相当大的作用。由于各个手指解剖位置不同，因而其缺失造成手的功能缺失的百分比也不相同，大约为食指 20%，中指 20%，环指 10%，小指 10%。两个或多个手指缺失后，手的功能所受的影响取决于缺失手指的数量、平面，以及留存部分的健全程度。在显微外科技术发展的早期，在患手经过修复能恢复和保留一定功能的基础上，再造缺失手指显得并不重要。一般只有四个手指都缺失的情况才考虑再造手指。因为如果没有健全的手指配合，即使拇指健在，手也无法独立完成手工操作。即便如此，也未必所有缺失的手指都需要再造。如果只是考虑恢复用手捏东西等基本功能，那么也只需要再造一个手指。

随着时代发展、社会进步，患者对肢体功能重建的要求越来越高，全形再造逐渐成为手指再造中的主流方式。因为全形再造不仅可以在外观上尽可能地修复到同健侧手一致，同时使患者的社会适应功能得到良好的提升，使得患者可以更好地回归社会。但全形再造也具有手术难度高、手术时间长、手术设计难、对术者显微外科的技术要求高、患者依从性低等特点。

（三）手指缺损程度对手功能的影响

手指Ⅰ度缺损位于手指末节部分缺损，影响每根手指功能的30%～40%，占手功能的3%～7%。手指Ⅱ度缺损位于远侧指间关节部缺损，影响每根手指功能的45%，占手功能的5%～9%。手指Ⅲ度缺损位于中节缺损，影响每根手指功能的50%～60%，占手功能的6%～12%。手指Ⅳ度缺损位于近侧指间关节部缺损，影响每根手指功能的80%，占手功能的8%～16%。手指Ⅴ度缺损位于手指近节缺损，影响每根手指功能的90%，占手功能的9%～18%。手指Ⅵ～Ⅶ度缺损位于掌指关节及掌骨的缺损，影响每根手指功能的100%，占手功能的20%。

（四）手指再造术技术和注意要点

再造单个手指，多是移植同侧或对侧第二趾，所用的技术和第二趾再造拇指相似。

1. 多指缺失的再造

多指缺失患者的再造需要十分严格的考量。因为一方面，手指的再造都是以牺牲相同数量的足趾来实现的；另一方面，临床上不是所有的手指缺失都需要再造，特别是患者缺失手指位于手尺侧或患指仍保留一节以上残留时。应鼓励和帮助患者努力使用伤手适应工作需要，经过长期适应使用可以代偿部分功能。

（1）手指Ⅰ度、Ⅱ度和Ⅲ度缺损的再造。凡要求再造者，大部分患者是为了满足心理以及追求外形。Ⅰ度、Ⅱ度缺损原则上不予再造。造成指甲缺损有强烈要求者，可以用第二趾趾甲改善外形。仅对个别有心理障碍的患者因单指Ⅰ度和Ⅱ度缺损，为了美观，有强烈要求者，可选用第二或第三趾部分移植再造。单一手指Ⅲ度缺损或中环指同时Ⅲ度缺损，造成明显的外观缺陷，要求再造者，可满足其要求。以上均采用吻合趾 – 指动静脉重建血液循环的方式施行再造。

（2）手指Ⅳ度缺损的再造。手指Ⅳ度缺损一般均选用第二趾移植再造，手术方法同再造拇指相似，仅略有不同。受区静脉选用头静脉，动脉选用指总动脉，因此在切取第二趾的时候，可从跖背静脉和跖底动脉处断蒂，便于无张力吻合。在切取第二趾时，需携带近侧趾间关节，并采用不穿关节的内固定，便于术中肌腱张力的调节以及术后功能练习。此外，还应当注意避免再造趾偏斜畸形以及驼颈畸形出现。

（3）手指Ⅴ度缺损再造。手指Ⅴ度缺损的掌指关节均保留，但近节指骨缺损部位可位于近节远端、近节中段以及近节基底，因此再造方法也有所不同。近节远端缺损，再造同Ⅳ度缺损。近节中段Ⅴ度缺损的再造则分为单指和多指。单一中指或环指缺损可使用长指再造的方式。中环指同一平面Ⅴ度缺损，可用双第二趾移植，仅做中指长指再造，环指于掌骨远端1/3切除指蹼后修整缝合。示、中、环、小指统一平面缺损可选双第二趾移植再造示、中指或中、环指。长指再造可通过第二趾近节指骨加长移植再造或双第二趾阶段桥接移植再造。

（4）手指Ⅵ～Ⅶ度缺损再造。手指Ⅵ～Ⅶ度缺损位于掌指关节平面以下，因此单一手指以及示、中指或环、小指Ⅵ～Ⅶ度缺损不宜再造。如示、中、环、小指均呈Ⅵ～Ⅶ度缺损，那么根据伤情可于示、中指位置各再造一指或同时再造两指。

2. 全手指缺损的再造

全手指缺损将导致丧失高达95%的手功能，给患者带来极大痛苦。对于全手指缺损，以再造拇、示、中指为宜，可选用一足第二趾再造拇指，另一足第二趾、第三趾再造示、中指；或者选用一足踇甲瓣再造拇指，另一足第二趾再造一手指。

3. 拇手指的全形再造

全形再造主要在踇甲瓣移植的基础上进行。Ⅰ度缺损主要使用单纯踇甲骨皮瓣移植或双踇甲骨皮瓣拼合再造拇指和手指。Ⅱ～Ⅲ度缺损则根据手指缺损与健侧手指情况，切取踇甲骨皮瓣结合髂骨植骨进行再造。Ⅳ～Ⅴ度缺损使用踇甲瓣包绕第二趾近侧趾骨间关节进行再造。Ⅵ度缺损则在Ⅴ度缺损的基础上增加掌指关节的重建，还需要另一足提供趾间关节移植，并将血管蒂进行串联或并联链接。多个长手指再造则需要分期手术进行：首先取髂骨形成类似先天畸形中的骨性并趾畸形的"手板"，随后将手板分割成手指，再使用双足第二趾或第三趾上切取的近侧趾间关节重建四个手指的近侧指间关节，最后从足趾上切取趾甲瓣移植重建多个手指的指甲。

（五）术后功能恢复影响因素

本部分将从不同的手术重建方式探讨影响手部功能恢复的影响因素。

1. 多指缺失再造

由于多指再造的手术目的最主要的就是重建手部的外形和功能。因此多指缺失再造术后手部功能的恢复与多种影响因素有关，包括再造手指的数目、各个手指的长度及其所在位置等术前设计有关因素和术后功能锻炼等。

从解剖角度来看，一只手只要有拇指和另两个手指就可以完成手的功能，如捏、钩和握。一般认为只要各个手指功能发挥优良，那么一个手的手指越多，捏的力量就越大，持物稳定性更强。但有时患者的强烈意愿会影响再造手指的数目。即便如此，客观上患者残端皮肤的质和量较好时，才能尽可能地依据患者意愿决定再造手指数量。假如患者残端皮肤不足或是血运较差，而多再造一个手指，那么术后可能出现瘢痕挛缩，活动受限，反而影响手功能。此外，再造手指的数量增多会增加手术难度，影响手术成功率，从而影响术后功能的恢复。如移植的足趾来源于双足，那么需要复杂的游离移植手术技巧才能实现。一旦一侧血供出现问题，将会导致再造的手指部分坏死，影响患者手功能。

从再造手指长度的角度来看，手指缺失平面位于掌指关节以远或更高平面，那么移植足趾再造的手指总不如原来手指长。而假如足趾移植到近节指骨残端上，再造出的手指长度可能比原手指长度或略长。由于足趾末节和中节比手指短得多，因此，假如再造手术时近侧指间关节的位置太靠近近端，那么移植足趾就不可能达到原来手指的长度。反之，假如术者在设计手术时，仅考虑了手指最终的长度，而忽略了近侧指间关节的位置高低，那么不难想象，在手指屈曲握住物体时，该再造手指反而会妨碍手的功能恢复。假如四个手指均在掌指关节平面或更高平面缺失，那么手功能最后的恢复程度取决于残存拇指的功能健全程度。如果拇指具有正常或接近正常的功能，且手部软组织情况允许新的掌骨尽可能长，那么术者往往可以轻松实现再造时将新掌骨恢复到原有长度，达到满意的术后手功能恢复；当拇指因为外伤导致功能受限时，假如再造拇指还过长，那么在对指的时候，拇指指腹无法碰到再造手指指腹，对掌功能因此受到影响，手的捏和抓等功能显著受限。

从再造手指的位置来看，如果所有手指都需要再造，术前应根据最佳功能恢复的要求来设计足趾安放的位置，否则会影响术后功能。由于每个手指对于手的功能各不相同，在条件允许的情况下一般优先选择再造对功能最重要的食指，对患者术后功能恢复效果更好。但是，再造食指也受到拇指、虎口以及残端皮肤的制约。因此，足以看出再造术前设计对于术后功能恢复的影响非常显著。

术后功能锻炼对再造术后的恢复效果影响十分明显。术后功能锻炼良好的患者，其功能恢复往往更好。甚至应当在手术之前就教会患者如何收缩控制准备再造手指的屈伸指肌肉。因为在手指处于缺失状态时，患者往往不知如何收缩和活动，这些有关肌肉都会因为废用而萎缩。此外，功能锻炼的缺乏还会导致肌腱粘连和关节僵硬。因此，只要伤口愈合情况良好，骨骼情况允许，就可以尽早开始术后功能锻炼。术后功能锻炼的方式和时间取决于再造手术骨性支架的固定时间。当获得骨性稳定后，肌腱和关节囊已愈合，即可拔除固定掌指关节的钢针，开始指间关节和掌指关节的主动和被动活动训练。刚开始做康复训练时，由于修复肌腱与周围组织粘连，往往需要被动活动并做理疗松解粘连，而后再做主动伸直和屈曲等运动。此外，由于神经恢复缓慢（需要 6～8 周），术后功能锻炼时，也应当注意避免过度运动导致的关节损伤；否则，出血或关节肿胀也将明显影响术后患手功能。但即便术者如何强调术后的康复，患者依然会因为不适或疼痛而使得功能锻炼的效果减弱。因此，需要显微外科医生良好的沟通和患者教育以帮助患者完成术后功能锻炼，获得更好的恢复效果。

2. 全形再造

全形手指再造术后恢复的影响因素主要有游离组织瓣的数量和血运以及术者的显微外科经验。全形再造的手术方式由于对功能和外观要求都较高，其设计和再造理念需要按照正常的手指和尽可能保留足趾功能进行设计。因此，术后外观恢复和足部功能性损伤明显较传统再造方式有所改善。但是在功能和感觉恢复上，全形再造往往需要多个组织瓣的游离移植拼接。组织瓣数量拼接得越多，术后出现并发症以及瘢痕粘连而影响术后功能活动的可能性越大。拼接过程中，手术时间长，手术难度和风险大，也会影响全形再造的成功率。而全形再造涉及多个手指再造，治疗周期长，最终也会导致患者手部功能恢复受影响。特别是对于手指Ⅲ度以上的缺损常常需要从全身多处取组织，对于全身供区损伤也很大，需要患者长期卧床，容易出现压疮等术后并发症，影响患者的依从性，最终导致术后功能恢复受到影响。

近年来，随着精准医学理念的提出，可以将 3D 打印技术应用于全形再造手术中。3D 打印可以根据健侧肢体重建缺损部位的皮肤和骨关节模型，随后根据模型切去相应的蹞甲瓣或第二跖趾关节进行全形再造。一项纳入 62 名患者的研究发现，使用 3D 打印技术进行手指再造取得了良好的效果，外观与健侧基本一致，皮肤感觉恢复 S3$^+$，两点辨别觉 4～6 mm。

此外，术后功能锻炼同样对全形再造术后患者功能有显著影响。路芳等研究者发现，使用康复数字化功能检查和机器人康复训练可以明显提高全形再造术后患者的手功能恢复情况以及日常生活能力评分。虽然患者对于全形再造外形的满意程度明显较传统再造手术高，但是全形再造存在的风险和功能影响也应引起术者的注意，避免一味追求外形完美而丧失了功能。

（六）术后功能评定标准

由于拇指、手指再造患者伤情复杂，缺失手指数目不尽相同，并常常伴有不同并发症（如瘢痕挛缩、纤维化、肌腱粘连、关节僵硬等），再造的方式方法不同，手术目的和要求不同，至今国内外尚无统一、完整的标准。由于国际上对于手指再造的认可程度不高，重点主要关注于拇指再造，手指再造的术后功能评定往往参考拇指功能评定。

我国手外科学组于 1989 年 12 月在广东南海召开了手功能评定专题讨论会，制定了我国手功能评定标准（发表在《手外科杂志》和《中华外科杂志》上）。然而，再造的拇指和手指都是替代物，其关节活动度难以与原手指相比，因此需要相应的评定方法。以拇指的功能评定作为参考，认为成功的手指再造有以下要求：适当的长度，良好的位置，完全的实体感觉，以及适当的运动。因此，评价往往从两方面进行：一是解剖学的评价，包括关节活动度、力量、感觉和美学的评价；二是功能评价，包括综合性的手运动功能（如夹捏、握持等）以及非握持的日常生活活动。目前，很多研究中依旧使用的是笼统的 Michigan 手功能评分、上肢功能评分和下肢功能评分，缺乏适用于再造手指术后功能评价的良好量表。2000 年 3 月，中华医学会手外科学会在无锡市召开全国上肢功能评定标准专题研讨会，制定了一个尽可能简便实用、适合国情并与国际接轨的评定标准（表 2.6）。该标准沿用至今。随着社会经济的发展和进步，患者对于再造后的美学要求尚未能纳入其中，因此评定标准还需要更多的改良和改进。

表2.6 中华医学会手外科学会拇手指再造功能评定试用标准（2000 年 3 月）

指　　标	评分
一、功能活动度（6 分）	
1. 再造拇指或手指对捏功能（6 分）	
能相互触及或相距 < 1 cm	3 分
相距 1～2 cm	2 分
相距 ≤3 cm	1 分
相距 > 3 cm	0 分
2. 再造拇对掌功能（6 分）	
拇对掌距掌 ≥5 cm 活动到 ≤2 cm	3 分
拇对掌距掌 ≥5 cm 活动到 ≤3 cm	2 分
拇对掌距掌 ≥5 cm 活动到 ≤4 cm	1 分
拇对掌距掌 > 5 cm，无活动	3 分
3. 再造 2～5 指屈曲功能（3 分）	
屈曲指端距掌纹 ≤3 cm	3 分
屈曲指端距掌纹 < 4 cm	2 分
屈曲指端距掌纹 < 5 cm	1 分
屈曲指端距掌纹 > 5 cm 或不能屈曲	0 分

＊再造拇指或手指对捏功能为必测项目，再造拇对掌功能，再造指屈曲功能为参考项目，评分只取其中一项最高分计算，运动功能总分以 6 分计算。

二、再造指力量（3 分）	
检测捏力或握力，取其中一项最高分计算：	
再造手为非优势手	
大于健手的 60%	3 分
大于健手的 40%	2 分
大于健手的 20%	1 分
小于健手的 20%	0 分
再造指为优势手，占健手的百分比相应增加 10%	
三、感觉测定（指腹 3 分）	
≥S3，两点辨别觉 5～7 mm	3 分
S3	2 分
S2	1 分
S1	0 分

续表

指　　标	评分
四、手使用情况（3分）	
1. 工作能力（3分）	
恢复原工作或生活自理	3分
轻工作，生活自理	2分
部分生活自理	1分
大部分生活不能自理或无功能	0分
2. 综合功能检测（3分）	

　　用6项功能检测，每项得0.5分：①拣分币或针；②写字或捻线；③系带子或纽扣；④使用锤子或切菜刀具；⑤拧螺丝或瓶盖；⑥持碗或杯子。

　　手实用情况，从工作能力和综合功能两项检测中取高分的一项记录评定。

　　说明：以上四项评定相加，优为13～15分，良为9～12分，可为5～8分，差为4分及4分以下。

　　再造50例拇、手指移植病例有多中心报道，再造手术成功率在83.3%～100%之间。再造术后的感觉恢复大多可以达到S3以上，即触觉和痛温觉均存在，而实体感觉随时间延长可以重新恢复；部分患者两点辨别觉可以恢复到10 mm以下，可能和吻合神经分支数量有关。再造术后的总体活动度（total active motion，TAM）各研究单位报道有所不同。Yoshimura等再造手指的TAM为164°，华山医院等报道再造手指屈曲时指尖掌横纹距可以达到2.5 cm内者有93.8%。对于日常生活活动度（activity of daily living，ADL）的测试内容，因各个国家、民族、生活方式和文化背景等不同而有变化。无论何种再造方式，其最终目的都是有利于自身工作和日常生活操作。

　　再造手术还有一个显著特征，就是供区损伤和足部损伤的问题。早期手术中出现跖痛症的患者较多，可能是因为腓浅腓深神经以及第一趾蹼间隙的跖总神经末梢形成神经瘤导致。后改进手术方法，跖痛症患者大为减少。关于足部功能供区功能性损伤，已有系统回顾研究表明，行足趾转移手术后，足部体重分布和步态会发生改变，导致足部功能性损伤；第一足趾转移后并发症显著高于第二足趾转移。但目前，关于步态和再造术后足部功能性损伤之间的报道依旧缺乏。近年来，在传统的患手功能评价之上，更多的研究注重了其余方面的功能评价，如外形美学和心理学评价。

　　尽管通过再造手术可以较容易地恢复手的功能，但想要实现良好的美学外观却很难。第一足趾体积硕大且轮廓不规则，而第二足趾常常因为主干较小而末端较大，看起来成"钩"状，且第二足趾的指甲很小，均难以匹配和模仿健侧手指的外观形态。因此，近年来开展的全形再造可以尽可能帮助患者恢复良好的外观，获得良好的美学效果。随着社会经济生活水平的提高，我国患者对于全形再造的诉求愈发强烈。我国已经在全国范围内广泛开展全形再造手术，极大地提升了再造术后的外观。但国际上对于再造的关注点只有拇指，因而对于其余手指的全形再造的研究比较缺乏。国内何景涛等研究者将全形再造的手术效果与传统手术进行了比较和分析，发现全形再造可以达到良好的手指美容修复效果；在感觉运动功能方面两种方法无显著差异，但全形再造存在手术时间长、创伤大、手术风险高等缺点和不足。

　　手指截肢对患者的生活质量、心理功能和重返社会工作的能力有显著影响。尽管再造手术后，患者手的功能和外形都获得了长足的进步，但是否能够恢复受伤前的功能还不得而知。力量训练和职业训练会在再造最初的两个月后逐渐开始，有68%的患者最终可以继续从事伤前的职业。再造术后患者对于手指的职业功能满意度通常远远高于截肢患者。黄晓瑜等研究者通过状态-特质焦虑量表和Zung氏抑郁量表调查了全形再造患者的心理状况，发现心理护理可以有效改善患者的焦虑评分和抑郁评分，有效减轻其心理负担，促使其早日回归社会。尽管再造术后患者对于供区和受区损伤的满意度都较高，但依旧很少有研究使用在再造术后患者中验证过的标准化方法来系统地评估疗效。再造手术不仅对成年人恢复工作、重返社会后的心理健康十分重要，对于儿童的心理健康也有着积极作用。手指先天畸形或后天创伤对于处在心智快速发育期的儿童、青少年来说影响很大，选择再造手术对他们的心理发育有着积极作用。2011年，Bellew等对儿童再造术后10年随访的心理学研究表明，患儿和父母在患肢功能、外表、供区部位、社会心理健康以及其余方面都取得了很高的满意度。患儿获得了更好的社会功能和社会心理健康。因此，对再造术后患者进行大队列的对照研究，可以更好地了解患者如何重新融入社会、调整社会适应性，以及这些手术对于健康相关生活质量的影响。

　　总之，人们的历史背景、生活方式、风俗习惯和经济文化水平不同，对功能各方面的要求与着重点不同，很难产生一个统一的、公认的手指再造功能评价标准。因此不必强求共同的标准，只需要采取相对统一的方法进行自我术前对比，以及同等受伤程度手术间比较。笔者认为，随访标准应当以日常生活操作能力与感觉灵敏度为重点，而其余TAM、美观和社会心理功能为次要参考。

（负责人：文根）

第三章　组织缺失重建术后功能评价

第一节　皮瓣移植术后功能评价

皮瓣移植是指利用带血运的皮肤和皮下组织转位或移植覆盖创面并替代缺损组织，用于恢复外观和功能的组织移植方法。根据缺损部位的最大功能恢复需要，有骨、肌腱、重要血管神经裸露的创面均需要皮瓣移植修复。此外，有些特殊部位，为了实现其功能的恢复，也需要行皮瓣移植术，如舌癌根治术后舌缺损或泌尿生殖器官的缺损等。

皮瓣移植按照是否行血管蒂血运重建可分为带蒂皮瓣移植和游离皮瓣移植，其在移植术后的功能评价方面也不相同。根据《国际功能、残疾和健康分类》（ICF）的描述，健康的三大因素包括身体功能和结构、活动和参与。因此，单纯皮瓣的存活已不是最终目的，在皮瓣存活的基础上应当追求患者受区和供区的功能恢复和外形美观。

在皮瓣移植术后，根据不同的皮瓣类型，从术后第一天开始，可以开始进行功能评价。这个过程可以分为3个阶段：组织愈合的评价，受区和供区感觉和运动的评价，远期随访生活和职业方面的评价。对于大多数皮肤缺损，通常伴随局部软组织的损伤，在修复术后面临很多共同问题，包括水肿、瘢痕、粘连和疼痛，这些问题如果不在术后早期干预，将极大地影响功能的恢复。因此在皮瓣移植术后，需要根据不同的情况选择不同的制动方式和时间，既保证皮瓣存活和局部组织的愈合，又能早期进行功能锻炼。

第一阶段的功能评价（1～4周）。皮瓣移植术后首先是促进皮瓣的存活。这一阶段的功能评价要点在于观察及评价移植皮瓣的存活情况。评价包括移植皮瓣的颜色、温度及毛细血管反应等。皮瓣移植术后一般需要2～3周的固定以确保其充足的血供和回流。有些需要进行二期断蒂手术的带蒂皮瓣，需要固定3～4周后才能进行功能锻炼。待确定皮瓣成活后，可在康复师指导下开始无阻力的关节活动。

第二阶段的功能评价（5～24周）。在这一阶段，功能评价的重点在于受区和供区的运动及感觉的恢复。评价要点包括关节活动度、瘢痕情况、肌力、耐力、灵活度、协调功能及痛温觉的恢复。

第三阶段的功能评价（25周以后）。通过对患者的远期随访，评价其日常生活和职业工作中皮瓣移植的功能恢复情况。评价要点包括皮瓣臃肿情况、供区美观情况、日常活动完成情况、职业动作完成情况等。

皮瓣移植术后的功能评价对于皮瓣移植是非常重要的，正确的功能评价不仅能帮助临床医生选择康复锻炼的时机，也能进行并发症的早期干预，可避免或减少康复的困难及再手术的风险。

第二节 单纯复合组织移植术后功能评价

一、概述

复合组织皮瓣（combined flap）是指利用两个或两个以上来自不同部位各具有独立血供的组织，在移植修复术中将各自所带的血管蒂通过串联或并联等方式，使其形成只有1个或2个以上血管蒂的组织瓣。复合组织皮瓣可根据创面及修复需要由任意的组织成分组成，如只含有皮肤、含皮肤和肌肉、含肌肉和骨骼等。1981年，波利井清纪等首先报道了背阔肌－腹股沟组合皮瓣用于覆盖从头颈到前臂的组织缺损。1987年，于仲嘉报道了17例组合移植的临床经验，并于1989年成功完成了游离双背阔肌皮瓣结合游离腓骨瓣组合桥式交叉移植。2003年，芮永军等报道了5块游离组织组合移植一期修复手脱套伤的病例。

复合组织皮瓣主要用于组织缺损大，不能以单一供区的单一皮瓣来覆盖创面；或组织缺损虽然不大，但功能需要不同，不能以同一皮瓣修复创面；或存在立体损伤，如存在深面死腔，不能以同一皮瓣修复创面；或受区血管条件较差，只存在一组动静脉进行组织移植。复合组织皮瓣是显微外科医生实现组织缺损重建的重要工具，不仅能够有效恢复外形、消除死腔，还能利用功能性肌肉及神经移植实现功能及感觉的重建。但是，复合组织皮瓣移植对术者有较高的显微技能要求，且需要术后实时监测复合组织皮瓣的状态。

当机体遭受严重创伤、慢性骨髓炎、恶性肿瘤侵犯等情况时，往往发生两种或两种以上组织受损，而治疗这类复杂软组织缺损需要切取皮瓣之外的肌瓣、筋膜瓣、骨瓣、带血管的神经等多种复合组织移植进行修复。修复的方式可采取嵌合形式或者组合形式，在一期、二期或多期进行修复。

随着显微外科的迅猛发展，小血管吻合技术已经获得突破并广泛推广。因此，面对复杂的组织缺损，我们仍有把握进行缺损修复和功能重建。在保证皮瓣存活的前提下，如何高效修复受区的同时又减少供区损害是我们追求的治疗目标。复合组织移植术后需要评价供区及受区外形及功能情况。

二、单纯复合组织移植术后供区功能评价

根据受区缺损的情况选择合适的供区，往往需要切取皮瓣以外的肌肉组织、骨组织、筋膜瓣组织、带血管神经、肌腱等组织。在供区切取术后，需要对供区进行功能评价，评价的内容主要包括以下方面。

（一）供区闭合的评价

当受区缺损面积较小时，供区往往能直接闭合，一期直接闭合供区可以减少第二供

区的损害；当受区缺损面积较大时，多数情况下可以采取分叶或者组合皮瓣的形式实现供区直接闭合。如果不能直接闭合供区，则需要根据供区切取的组织进行植皮或者皮瓣修复。对于基底部软组织床较好的非功能区供区无法闭合，可予以植皮修复；对于有骨外露、肌腱外露或者功能区的供区无法闭合（如组合再造的第一趾供区），则需要予以皮瓣进行修复。通过术前精确的测量和设计，应尽量实现供区的直接闭合，最大限度减少供区外观及功能损害。

（二）供区瘢痕形成对外观及功能影响的评价

供区的瘢痕形成无法避免，增生的瘢痕（尤其是瘢痕体质患者）严重影响供区外观和功能。在皮瓣设计时需要充分评估供区可切取范围，术中术后联合应用减张材料（皮肤牵张器或者皮肤减张拉扣）减小伤口的张力，促进伤口愈合，减轻供区瘢痕形成。瘢痕形成可造成术后患者皮肤长期瘙痒甚至破溃（瘢痕性溃疡），症状轻者可予以润肤乳等局部涂抹改善症状，瘢痕增生严重者可予以激光、手术切除等治疗方式改善瘢痕状况。皮瓣切口设计尽量隐蔽，术后的瘢痕尽量不要暴露于身体常见暴露部位。术后需要对供区的瘢痕进行随访评价，评价瘢痕对供区外观及功能的影响。

（三）皮瓣切取后对供区肌力及相关功能的评价

在切取肌瓣后需要对供区原有肌肉功能重新进行评价（肌力恢复的等级），肌肉部分切除或者全部切除将导致肌肉支配的相应功能损害。术后大量瘢痕形成也将影响供区的外观及功能。应术前精准测量及术中精细操作，按需切取，避免肌肉组织的浪费，减少供区的损害。术前需要根据患者的个体情况选择合适的供区，如对于双下肢瘫痪患者的褥疮修复，尽量避免使用上肢及胸背部肌瓣或皮瓣。术后需要对供区损害进行长时间随访。

（四）骨瓣切取后对供区负重的影响及发生骨折风险的评价

当发生骨坏死、骨缺损等情况时，根据需要可能切取骨瓣进行修复。目前临床上最常使用的骨瓣有腓骨瓣、髂骨瓣、肱骨瓣等。切取腓骨瓣术后需要对小腿的外形及功能进行评价，尤其是要注意继发的足趾畸形以及踝关节外翻畸形、小腿骨折发生率；切取髂骨瓣术后需要评价供区外形、是否合并腹疝形成以及是否存在股前外侧皮神经损害；切取肱骨瓣术后需要评价桡神经是否存在损害。

（五）神经切取后对供区感觉功能障碍的评价

当受区神经损伤长度超过 5 cm 时，修复神经缺损需要采用带血管的神经移植。在选择供区神经时需要选择功能次要的神经修复功能重要的神经，临床上常见的供区有带血管的腓肠外侧皮神经、带血管的尺神经、带血管的桡神经以及膈神经。术后需要评价神经切取后原神经支配区域的感觉、肌肉功能损害情况，并对该损害造成的日常生活影响进行评价。

三、单纯复合组织移植术后受区功能评价

复合组织移植需要较强的显微外科技术作为支撑，术前的精准测量和设计与手术的成功及术后效果密切相关。术后受区的功能评价，在评价皮瓣组织的同时，也需要对其他移植组织进行功能评价，如骨瓣的愈合情况、肌瓣的愈合情况、功能性肌肉移植术后功能恢复情况、移植的肌腱或神经的恢复情况等。

（一）皮瓣的术后评价

观察皮瓣是监测移植的复合组织血运最直接有效的途径，通过观察皮瓣的张力、颜色、皮温、毛细血管反应等，可以了解整个移植复合组织瓣的整体血供情况。皮瓣的术后评价包括皮瓣的总存活率、血管危象发生率、血管危象探查成功率，存活后的外形、颜色、质地、有无毛发生长，以及感觉恢复情况。

（二）骨瓣的术后评价

骨瓣移植术后需要评价骨瓣总体愈合率、平均愈合时间、术后骨折发生率、骨不连愈合率、骨髓炎复发率等情况。带血运的腓骨瓣常用于大段骨缺损的修复治疗，术后需要评价腓骨瓣愈合情况、腓骨胫骨化和髓腔再通等情况，以及骨瓣移植术后下肢功能恢复情况。

（三）肌瓣的术后评价

肌瓣切取后用于填塞死腔以控制感染或者用于功能性肌肉移植，移植术后需要随访肌瓣愈合情况、感染控制情况以及功能性肌肉移植肌力恢复情况。血供丰富的肌瓣常用于死腔的填塞，术后需要评价肌瓣愈合情况、伤口感染控制情况；功能性肌肉移植则需要评价肌肉肌力恢复情况。

（四）神经、肌腱的术后评价

带血管的神经移植，术后需要评价神经功能，包括感觉支配区的两点辨别觉的恢复以及功能支配区的肌力恢复情况；带血运的肌腱移植，术后需要评价肌腱的愈合率、再次断裂发生率以及肌腱的功能恢复情况。

复合组织移植手术时间长、手术难度大，手术本身给患者带来的创伤较大，因此需要术前完善相关检查、仔细评价患者全身情况及损伤情况、评价手术风险、术前讨论并制定完善的手术方案，术中精细的显微操作以及术后长期且完善的功能评价。复合组织移植术后功能评价可以为我们选择理想的修复方式提供理论支撑。

第三节 组合组织瓣

根据哈洛克和光岛勋等学者的分类标准，复合组织皮瓣可再分为两种亚型：单一的血管蒂供养的单纯复合组织皮瓣和多个血管蒂供养的组合皮瓣，并根据其相互间组合方式的不同将组合皮瓣分为三类：联体皮瓣、嵌合皮瓣和串联皮瓣。

一、联体皮瓣

联体皮瓣（conjoined flap，siamese flap）是指切取的两个或多个皮瓣其皮肤和浅筋膜结构连续，但皮瓣切取长度超出了单一血管体区所能供应的范围，必须在皮瓣的远端或近端重建其他血管体区血供方能保证皮瓣成活的一种皮瓣，类似著名的先天性畸形——暹罗双胎（即胸腔连体婴），因此也称暹罗皮瓣。1981 年，波利井清纪等首先报道了背阔肌－腹股沟联体皮瓣，他们同时切取了相连的背阔肌皮瓣与腹股沟皮瓣形成两端分别为胸背动脉和旋髂浅动脉供血的联体皮瓣，每个蒂都可以被游离出来以提高联体皮瓣的旋转半径；但是必须在皮瓣的游离端进行血管吻合以保证皮瓣存活。本质上，这种皮瓣已经超过单一血管体区，至少联合了两个不同的解剖学区域，每个区域都具有独立的血供系统，但拥有共同的物理学边界。1982 年，纳西夫报道了背阔肌－肩胛筋膜联体皮瓣，证明了肌瓣或其他组织瓣也可以构成联体皮瓣。

根据皮瓣血供来源，可将联体皮瓣分为分支型和穿支型两大类。其中，分支型联体皮瓣若两端血供来源于完全不同的血管体区，则称为分支独立型联体皮瓣；若分支血管来源于同一源血管，如背阔肌－肩胛联体皮瓣共用一个上级血管，则称为分支共干型联体皮瓣。穿支型联体皮瓣的滋养穿支通常来源于同一源血管。任何切取范围超过单一穿支体区（perforasome）的穿支皮瓣都可以被认为是穿支型联体皮瓣。蔡丰州以分叶皮瓣形式用于颈部、乳房、虎口等部位瘢痕切除后三维重建的旋股外侧动脉降支穿支皮瓣就是一种穿支型联体皮瓣。

根据皮瓣血运重建方式，可将联体皮瓣分为外增压型和内增压型。部分超长联体皮瓣，如"隐动脉－旋股外侧动脉降支－腹股沟－背阔肌"超长联体皮瓣，需内、外增压联用来重建皮瓣的血供。外增压是将皮瓣所携带的两组或两组以上的血管蒂与皮瓣以外的受区血管相吻合，内增压是将皮瓣一侧血管蒂与另一侧血管蒂的某一分支进行吻合。当血管蒂长度不足，内增压吻合血管时，需将皮瓣弯曲使血管蒂相互靠近，限制了其应用场景。

由于联体皮瓣都是切取范围巨大的皮瓣，临床上主要用于超长浅表创面修复及四肢环形创面修复。一个供区切取的联体皮瓣即能修复超长创面，避免了牺牲其他皮瓣供区。采用内增压、内引流方式进行血液循环重建，受区只需提供一组血管蒂。联体皮瓣也存在一些不足，如：不宜用于超宽创面的的修复；皮瓣切取只能由一个手术组完成，延长了皮瓣切取时间；皮瓣的设计、组合与重建对术者有较高的技术要求；部分病例由于皮神经营养血管的存在，联体皮瓣可以实现跨体区动脉供血，但存在跨体区静脉回流问题，此时须采用外引流或内引流技术（将皮瓣远端—静脉与受区远端创缘—静脉吻合或与源动脉伴行静脉远端吻合），以避免皮瓣远端坏死。

二、嵌合皮瓣

嵌合皮瓣（chimeric flap）是指在同一个血管体区（供区）内切取的包含有两个或两个以上不同种类的独立组织瓣（如肌瓣、皮瓣、筋膜瓣、骨瓣等）。这些独立组织瓣供血动脉起源于同一级源动脉，吻合一组血管蒂（母体血管）即可同时重建多个独立组织瓣的血液循环。多个独立组织瓣的血供并联，某一组织瓣的成活与否并不影响其他组织瓣的存活。肩胛下血管系统是嵌合皮瓣的典型代表。肩胛下动脉发出旋肩胛动脉和胸背动脉。旋肩胛动脉在三边孔处分出深浅两支，浅支为肌间隙皮动脉，深支沿肩胛骨外侧缘上段走行，发出吻合支、冈下窝支和肩胛下角支，分布于冈下肌、肩胛下肌和大、小圆肌等，并与肩胛上动脉吻合。胸背动脉为肩胛下动脉的直接延续，沿背阔肌深面下行，发出肩胛骨支、前锯肌支、侧胸皮支，主干于肩胛骨下角上方 1.9 cm，距背阔肌外侧缘 2.2 cm 处分为内、外侧终支，分布于背阔肌。外侧支由肌皮动脉穿支至侧胸部皮肤。因此，肩胛下动脉及其分支可形成多个独立的组织瓣，如肩胛皮瓣、肩胛旁皮瓣、背阔肌瓣、前锯肌瓣、肩胛骨瓣等。肩胛下血管为蒂的嵌合皮瓣理论上可达 60 余种组合方式，以肩胛下血管或胸背血管为蒂的嵌合皮瓣是躯体可设计种类最多、面积最大的供区。1982 年，波利井清纪最先报道了吻合胸背动脉的背阔肌－前锯肌嵌合皮瓣移植用于修复下肢及头颅部的组织缺损。1991 年，哈洛克受希腊神话中一种狮头、羊身、蛇尾的怪兽奇美拉（Chimera）的启发，首先提出了嵌合股前外侧皮瓣的概念，通过携带股直肌的筋膜瓣来修复股骨骨折中不可逆受损的股外侧肌，提出了嵌合皮瓣概念的雏形。1993 年，光岛勋将独立皮瓣吻合连接于预构皮瓣的远端或其主要供血动脉的分支上，形成了一种新的预制嵌合皮瓣。2003 年，黄维超根据血管来源、大小及是否预制对嵌合皮瓣进行了分类，将其分为分支型、穿支型、预制型。

分支型嵌合皮瓣包括上述的肩胛下动脉系统、旋髂深动脉系统以及旋股外侧动脉系统。旋髂深动脉供养腹外斜肌、腹内斜肌以及髂骨，可用于上颌骨及下颌骨部的缺损修复。旋股外侧动脉起源于股深动脉，发出升支、横支及降支，分布于阔筋膜张肌、髂嵴前外侧、臀中肌、股骨大转子前外侧、股外侧肌和股前肌外侧皮肤。旋股外侧动脉降支在股直肌与股中间肌之间向下走行，在髂前上棘与髌骨中点连线的中点上方分为内外两侧支：内侧支下行，沿途分支至股直肌、股中间肌及股内侧肌的外侧，终支下行参与形成膝关节动脉网；外侧支沿股外侧肌与股直肌间外形，沿途发出许多分支供养股外侧肌和股前外侧皮肤。旋股外侧动脉系统可切取缝匠肌皮瓣、股直肌皮瓣、阔肌膜张肌皮瓣、髂骨瓣、股前外侧皮瓣等，并组成多种形式的嵌合皮瓣。

穿支型嵌合皮瓣于显微外科医生而言更为熟悉，它被广泛用于乳房、肢体、头颈部组织缺损的重建以及颈前瘢痕挛缩松解等。穿支型嵌合皮瓣可来源于多种动脉系统，如腹壁下动脉穿支皮瓣、旋股外侧动脉降支穿支皮瓣、旋髂深动脉穿支皮瓣、胸背动脉穿支皮瓣、臀上动脉穿支皮瓣、臀下动脉穿支皮瓣、骨间后动脉穿支皮瓣等。旋股外侧动脉降支穿支皮瓣是一个典型例子，它既能被分割成数个较小的的皮瓣来重建头颈部缺损，也可以在重建口腔和峡部缺损时避免皮瓣的折叠。但穿支血管并非十分恒定，需术前常规用多普勒超声血流探测仪或者彩超探测穿支穿出位置，并了解穿支的数目与粗细；显露肌皮穿支会对局部肌肉造成创伤，而显露肌间隔穿支、肌间隙穿支较为困难。

预制型嵌合皮瓣根据显微吻合的位置可分为连续型和分支型，前者吻合于源血管的末端，后者则吻合于源血管的某一分支上。使用预制型嵌合皮瓣能够构建一个包含多种组织的皮瓣用于修复组织缺损，但是需要显微外科技术吻合多组血管重建血供。

嵌合皮瓣适合修复合并骨骼、肌肉、肌腱或关节囊等深部组织缺损（深部无效腔）的创面，骨瓣重建骨缺损或肌瓣填塞深部无效腔，筋膜瓣可重建肌腱或关节囊缺损，穿支皮瓣覆盖浅表创面。根据显微重建"微创"与"美学"的理念，嵌合皮瓣只需要损伤一处供区就能切取包含多个独立血供的组织瓣用以重建，能够有效减少供区的损伤；各独立组织瓣能够被自由地填充于需要的部位，实现对软组织缺损的三维重建；嵌合皮瓣只需要与受区的一组血管进行吻合，缩短了手术时间；嵌合皮瓣也适用于肿瘤切除术后、大面积损伤、放疗后导致的受区血管受损的患者及需要保留肢体主干血管的患者。虽然嵌合皮瓣具有诸多优点，但是血管的分离以及穿支的显露对显微重建技术有较高的要求。

三、串联皮瓣

串联皮瓣（chain-link flap）是指将多个供区的独立组织瓣通过显微血管吻合方式像链子一样顺序串联成一个皮瓣序列，又称序列皮瓣、桥式皮瓣。这种皮瓣中，前一皮瓣是后一皮瓣的受区并供养后一皮瓣，同时接受后一皮瓣的回流。1987 年，于仲嘉首先在不同程度的四肢大范围组织缺损中采用两种以上的游离组织，通过 7 种不同的组合方式进行修复，其中就涉及了串联皮瓣。

串联皮瓣包括顺向串联、逆向串联和桥式交叉串联，串联皮瓣的架桥血管必须在两段均可吻合。桥梁瓣和串联瓣血流方向一致即顺向串联；血流方向相反即逆向串联；当患侧缺乏可供吻合的血管时，由健侧提供一组正常血管蒂为串联皮瓣提供临时血供，待串联皮瓣与患肢建立血供后再行二次断蒂手术，即为桥式交叉串联。桥式交叉串联皮瓣移植建立皮桥时，为防止血管受压，皮桥必须是足够大的正常软组织，能够使其成为管状。为维持桥式交叉的两肢体位置，需用外固定支架或石膏固定。

桡动脉系统、肩胛下动脉系统和旋股外侧动脉系统是切取串联皮瓣的可靠供区。

串联皮瓣适用于单一皮瓣面积受限、组织缺损成分复杂或受区可供吻合血管不足的手部及颌面部组织缺损创面的修复。这类皮瓣具有切取面积大、组合灵活的特点，能够修复不同形态、成分的组织缺损，减少手术次数，提高肢体功能，减轻患者痛苦。串联皮瓣中贯通桥梁瓣的主干血管需采用管径大、压力高的血管，以保证桥梁瓣和串联瓣在切取充分面积时获得充足血供。高质量的血管吻合技术是串联皮瓣存活的关键。

四、术后监护

组合组织瓣移植修复软组织缺损最重要的就是在血管新生前保证皮瓣持续的动脉灌注与静脉回流，因此术后对其血液循环必须进行监护，以及时发现与正确判断血液循环危象，有效纠正血管危险，保障皮瓣存活。显微重建术后 24～72 h 是吻合血管出现血管危象的高发期，需密切连续观察。术后 24 h 内，应每半小时观察并记录；术后 2～3 天，每 1～2 h 记录；术后 3～10 天，每 3～6 h 记录。

临床常用的监测指标包括皮肤温度、皮肤颜色、肿胀程度与毛细血管充盈反应，需要和健侧对比观察。

（一）皮肤温度

移植皮瓣温度常受到深部组织和外界温度的影响，尤其是局部使用高温烤灯时，皮温的高低不能及时、准确地反映皮瓣血运的真实情况，可作为血液循环的参考指标。皮温观测应在相同环境条件下进行，既要健侧和邻近正常组织部位对比，也需要与自身的不同时间对比；有时皮温持续低于健侧和邻近部位，但血液循环却正常。

一般情况下，在室温 20～25 ℃时，移植组织的皮肤温度应在 33～35 ℃，与健侧相比温差在 2 ℃以内。手术结束时移植组织的皮温一般较低，通常应在 3 h 内恢复。若患侧移植部位比健侧低 2～3 ℃或以上，提示存在血液循环障碍，应立即采取相应措施；若观察 1～2 h 无缓解，应立即手术探查。

皮温测定的注意事项：①测量皮温的部位（患侧和健侧），用记号笔在选定部位标记一直径 1 cm 的测定范围，以便定位观测；②测定的先后次序及每次测量时间要恒定；③测量压力要恒定，一般使用半导体点温测定计，当压力较大时，点的接触面随之增大，测定的温度偏高；④可用点式接触皮温计测量，每 1～2 h 测一次。

（二）皮肤颜色

皮肤颜色的改变是判断血液循环障碍及采取处理方案的主要依据。与皮温测定类似，皮肤颜色也需要与健侧及邻近正常组织皮肤对比。

通常移植组织的皮肤颜色应红润或与健侧皮肤颜色一致。皮肤颜色发白或苍白，提示动脉供血出现痉挛或栓塞。移植组织皮肤上过红或出现散在瘀点，大多是静脉回流障碍或栓塞。皮瓣移植时，若出现静脉回流障碍，根据颜色变化可分为四期：发红—红紫—紫红—紫黑。前两期如果皮温无明显下降可对症治疗；但发展到第三期，必须立即行血管探查，以免产生不可逆转的损伤，造成坏死。

（三）肿胀程度

移植组织的肿胀程度很少受到外界因素的干扰，是比较可靠的血液循环观察指标。当动脉血液供应不足或栓塞时，组织干瘪；静脉回流障碍或栓塞时，组织肿胀明显。当动静脉同时栓塞时，肿胀程度不发生明显变化。肿胀可能是由于静脉吻合的数目过少或吻合质量较差，导致静脉回流不畅；肿胀本身也可压迫静脉，使回流受阻；或皮肤、深筋膜边缘压迫静脉，造成回流困难；移植组织或肢体缺血时间过长，组织细胞渗透压改变，术后也可造成肿胀。肿胀的高峰在术后 72 h，若肿胀不影响移植组织血供，则不做处理；若影响血运，应解除外固定和松解包扎的敷料，或做必要的间断拆线减张等。若出现较多渗血或搏动性出血，应及时血管探查。

一般移植组织均有轻微肿胀，记为（−）；皮肤肿胀，但皮纹尚存，记为（+）；皮肤肿胀明显，皮温消失，记为（++）；皮肤极度肿胀，皮肤出现水泡，记为（+++）。

（四）毛细血管充盈反应

用手指或血管钳按压皮肤，皮肤局部毛细血管排空，颜色变白；放开后，在数秒内毛细血管回复充盈。通常肢体的毛细血管回流较易观察，腹部皮瓣则不易测定。正常情况下，毛细血管充盈时间是 2～3 s；动脉栓塞时，毛细血管回流减慢或不明显；静脉栓塞时，毛细血管回流早期增快，后期减慢；动静脉同时栓塞后，因毛细血管内残留淤血，仍有回流现象，充盈速度缓慢。通常毛细血管充盈时间的变化对血液循环状况的判断不完全可靠，有时动脉栓塞数少而毛细血管充盈时间无明显变化，应结合其他指标综合分析。

上述四项血液循环监测指标不能孤立、片面、静止地观察，而要全面、系统、连续地观察。不能单凭某一项指标的改变而断定血液循环情况，要互相对照分析：①若皮瓣肿胀严重，肤色红紫，毛细血管充盈加快，提示静脉回流受阻，应及时手术探查；②若皮瓣无明显肿胀，皮纹增多，肤色变白，毛细血管充盈延长，或肤色苍白，而毛细血管充盈时间正常，都提示动脉供血障碍，应立即手术探查；③若皮温下降不明显，毛细血管充盈存在，无肿胀，但肤色稍淡，说明血液循环未完全中断，可能是动脉痉挛，应及时处理；④若术后 24 h，皮纹、肤色、毛细血管充盈现象无变化，但肿胀严重，观察中逐渐出现毛细血管充盈障碍，可能存在血肿，应及时处理；⑤如皮温突然升高，而其他三方面无改变，提示感染可能，应采取适当措施；⑥若两个指标以上同时出现危象，应提高警惕，积极处理，及早探查；⑦组合组织瓣移植由于各组织瓣分别有独立血供来源，此四项指标只适用于皮瓣的血液循环观察，对于深部组织瓣的血液循环判断并不适用，皮瓣穿刺出血质量、手持多普勒血流探测仪对深部组织瓣血供情况的判断更有价值。

五、术后功能评价

组合组织瓣形式多样，被广泛应用于全身各部位的组织缺损修复。组合组织瓣术后功能评价根据各项功能检查的结果进行，分为器官水平的评价与整体水平的评价。前者主要包括组合组织瓣移植术后的基本运动功能，包括肿胀、疼痛、关节活动度、肌力、运动的协调性与稳定性及感觉功能的评定；后者主要评价是否生活自理或依赖他人辅助的程度。

（一）头颈部

随着显微外科、影像采集、三维重建及术后监护技术的进步，头颈部组织缺损重建的成功率逐渐提高。手术成功率的提高令人鼓舞，但头颈部组织缺损重建并不应该仅仅满足于简单的填充缺损，应实现头颈部功能以及美学的恢复，切实提高患者生活质量。对于头颈部组织缺损重建患者而言，术后功能评价应关注以下领域：语言、流涎、吞咽功能、面部感觉、口腔功能、流涕、流泪、视觉以及微笑。华盛顿大学生活质量调查表（UW－QOL）是一种专门针对头颈癌患者、用于测量与健康有关的生活质量的自测量表，也可借鉴于头颈部组织缺损修复术后的功能评价。目前，临床常用于评价头面部功能的评分系统主要包括闭眼及眨眼功能评分系统、微笑功能评分系统、下唇运动功能评分系统以及语言功能评分系统；吞咽功能也可通过标准吞咽功能评价量表（the Standardized Swallowing Assessment，SSA）或 Gugging 吞咽功能评价表（Gugging swallowing screen）分析。

1. 闭眼及眨眼功能评价

进行闭眼及眨眼功能评价时，患者坐位，将头置于支架上，直视摄像头进行录制。检查者嘱患者直视摄像头紧闭双眼并重复几次。为了记录到非自主眨眼，嘱患者直视摄像头，不要故意眨眼或闭眼，录制持续 4 min。视频分析由多名互不相关的医生独立进行（表3.1）。

表3.1 闭眼及眨眼功能评价

功能	评分	描 述
闭眼功能	1	无闭眼（无眼轮匝肌收缩）；巩膜完全可见
	2	闭眼差（轻微收缩）；2/3 巩膜可见
	3	不完全闭眼；1/3 巩膜可见
	4	接近完全闭眼；少量巩膜可见
	5	完全闭眼；巩膜不可见
眨眼功能	1	无眨眼
	2	轻微眨眼（有收缩）
	3	眨眼启动，1/3 幅度
	4	部分协调眨眼，2/3 幅度
	5	完全协调眨眼

2. 微笑功能评价

通过标准化视频分析患者微笑功能。视频录制时，嘱患者面部放松，录制一系列表情，之后与检查者交谈，并观看喜剧。视频分析由多名互不相关的医生独立进行（表3.2）。

表3.2 微笑功能评价

评分	描 述
1	畸形，无肌肉收缩
2	不对称，僵硬，轻微肌肉收缩
3	中等对称及肌肉收缩
4	协调，近完全肌肉收缩

续表

评分	描　述
5	露齿微笑，协调，完全肌肉收缩

3. 下唇运动功能评价

进行下唇运动功能评价时，使用标准化视频及照相记录受试者露齿微笑及不微笑时降低双下唇。影像分析由多名互不相关的医生独立进行（表3.3）。

表3.3　下唇运动功能评价

评分	描　述
0	完全麻痹
0.5	有肌肉收缩，无运动
1	有肌肉运动，但运动不足且不协调
1.5	双下唇几乎完全运动，完全露齿微笑
2	双下唇正常协调运动

4. 语言功能评价

进行语言功能评价时，受试者需读出同样的一系列单词和短语并录制音频，评分基于音素的清晰程度，忽略语素与补偿语素的次数。对于6岁以下的儿童，语音清晰度应与对应年纪的正常语音清晰度相对比。语音分析由多名互不相关的医生独立进行（表3.4）。

表3.4　语言功能评价

评分	描　述
1	语素不清，语音含糊
2	语素清晰度不高，忽略或扭曲了大部分音素，无补偿性复读
3	语素清晰度一般，大量语素失真，补偿语素好
4	语素清晰度好，少量语素失真，补偿语素优异
5	语素流畅，交流无障碍

除了以上客观功能评价，面部外观的改变、患者本人对面部外观的满意度、面部外观造成的社会及心理方面的影响也是组合组织瓣移植重建头颈部组织缺损术后功能评价需要关注的内容。

（二）乳房

乳房重建是组合组织瓣移植的重要应用场景，腹壁下动脉穿支皮瓣是目前自体组织乳房重建最常用的皮瓣。腰动脉穿支皮瓣是乳房重建中一个新的选择，与臀动脉穿支皮瓣相比，其脂肪更柔软且供区组织丰富。组合组织瓣移植进行乳房重建需要慎重选择合适的患者，体重指数>30的患者易发生创面延迟愈合，血清肿和血肿的概率明显上升。

对于组合组织瓣乳房重建术后功能评价，可借鉴欧洲癌症研究治疗组织指定的生活质量问卷调查条例（EORTC QLQ-C30）中的角色功能、情绪功能、社会功能条目，以及专用于乳腺癌特异模块的乳腺癌患者生命治疗测定量表 QLQ-BR23 中文版中的体像（body image）、性功能（sexual functioning）、性愉悦（sexual enjoyment）、展望（future perspective）和上肢症状（arm symptoms）五个方面共同评价。乳房重建能为女性在体像、性心理适应方面提供显著优势；乳房不良外形则会引起一系列的心理社会疾病，包括焦虑、抑郁、体像、性欲、自尊等方面的问题，可通过乳房重建重塑良好外形来解决。

（三）胸背部

组合组织瓣重建胸背部组织缺损主要见于既往手术或放疗导致的局部组织缺损或血管损伤，此时，背阔肌或胸大肌或其血管蒂已经被分离或利用无法用，于胸壁重建及胸廓内转移。最常用的组合组织瓣来源于旋股外侧动脉系统、腹壁下动脉系统、大网膜或对侧肩胛下动脉系统。尽管术中需要将患者重新摆体位，对侧肩胛下动脉系统的带血管的自体骨（肋骨和/或肩胛骨）是重建胸骨支撑的首选。

皮瓣的选择需基于缺损的三维结构、缺损的组织类型、术前穿支定位、供区可能的并发症以及受区的治疗。为了达到最大的成功率，血供良好的皮瓣应用于不可切除的瘢痕和因放疗或感染导致纤维化的区域；其次可在皮瓣远端吻合第二套血管系统，实现超灌注或超引流加强动脉灌注及静脉回流。

受区血管的选择基于缺损邻近可利用血管的管径及质量。一般而言，上胸部的受区可利用的血管丰富，而躯干中部下背部缺乏合适的受区血管，需进行静脉移植。随着对躯干部穿支血管了解的不断加深，穿支血管在未来也可能成为受区血管。

组合组织瓣移植修复胸部缺损术后功能评价需密切关注胸壁的完整性、稳定度、肺功能及肩关节功能。就理论而言，胸壁的稳定度将影响患者呼吸运动，而前胸壁除了影响呼吸运动外，也为上肢体活动提供了坚实的支撑；胸壁骨骼稳定性的下降将影响肩带功能（shoulder girdle function）。胸骨正中切口使用肌瓣而不是骨瓣修复在胸壁稳定的情况下患者也能够耐受，但是患者会出现最大呼气量的轻微下降并可能导致慢性阻塞性肺疾病，其中超过 50% 的患者术后出现明显疼痛和不适。因此，胸部缺损重建后稳定胸腔骨骼、提高胸壁稳定性、减少供区肌肉功能损失将有效改善患者呼吸及肩关节运动功能。

任何涉及脊柱区的显微重建手术都有硬脑膜撕裂和脑脊液漏的风险。如果出现以上情况，需神经外科参与进行修复。

（四）腹壁

躯干部组织量丰富，大部分腹壁缺损可通过周围组织修复。组合组织瓣重建腹壁缺损适用于腹壁软组织缺损大于周围组织量大的复杂情形。使用皮瓣覆盖腹壁缺损的指征随缺损病因、缺损特点以及伤口闭合时间而改变。需要皮瓣重建腹壁缺损的情形主要包括肿瘤切除术后、创伤、放射相关损伤、皮肤坏死、软组织感染以及败血性内脏摘除术后。需要软组织覆盖的腹壁缺损可分为两类：部分缺损，只涉及皮肤和皮下组织；全层缺损，除了皮肤和皮下组织缺损，还累及腹壁肌筋膜。

躯干和大腿是上腹壁、上腹部到耻骨上区域的软组织缺损重建的主要供区。后胸壁能够提供的皮瓣包括背阔肌筋膜瓣、肩胛/肩胛下筋膜瓣、胸背动脉穿支皮瓣、前锯肌肌皮瓣。这些皮瓣能够以嵌合皮瓣的形式带蒂转移到腹部，增加组织量。当缺损超过胸背动脉蒂转移范围时，可将皮瓣游离，转移到腹部任意位置。

组合组织瓣重建腹壁与其他腹部手术的术后护理类似，但有几点需要注意：①应多放置几个皮下引流管，预防血清肿形成，促进皮瓣存活；②术后避免使用腹部黏合剂，以免压迫血管蒂及皮瓣本身；③术后预防性使用止吐剂，预防腹内压增高导致的皮瓣灌流不足；④术后应密切监视患者呼吸功能，因为腹胀会损害呼吸运动；⑤出院后，患者应避免涉及核心肌群的运动至少6周，促进组合组织瓣愈合。

腹壁重建术后功能评价主要关注腹壁的完整性、核心肌群的功能以及患者生活质量。Kendall提出的仰卧起坐（sit-up test）评分系统可用于检测术后核心肌群的力量及耐久性。也可利用各种测力计（dynamometer）等设备数据化测量躯体屈曲及伸展、旋转以及侧向屈曲及伸展的力量。

（五）盆腔与泌尿生殖道

由于解剖和功能的复杂性以及男女的生理差别，会阴及泌尿生殖道的重建面临巨大的挑战，需要显微重建医师与泌尿外科或妇科医师紧密合作。目前组合组织瓣在盆腔及泌尿生殖道重建上最主要的应用就是阴茎成形术、女性阴道重建及盆底修复。

前臂桡侧皮瓣（带或不带桡骨）是迄今为止用于阴茎成形术最常见的游离皮瓣，与其他皮瓣相比，前臂桡侧皮瓣可提供多组神经（前臂内侧皮神经和前臂外侧皮神经），可有效增加皮瓣感觉。前臂桡侧皮瓣有一个可靠而足够长的血管蒂，受区并发症低，通过部分一期闭合及阶段性皮肤移植，只留可接受的受区瘢痕。术前6~8周使用黏膜瓣对前臂桡侧皮瓣进行预分层能有效减少尿道并发症，降低电解或激光脱毛需求。此外，由于新尿道中增加组织量，前臂桡侧皮瓣能够形成更大的周径。黏膜组织的来源包括颊部（双侧及前庭）、肠道以及变性手术中可取阴道黏膜。在变形手术中，使用阴道前壁和小阴唇用于尿道延长，同时获取阴道后侧和外侧黏膜用于皮瓣预分层。

除了最常用的股血管，阴茎成形术的受区血管还可以选择腹壁下动脉，通过扩大的Pfannenstiel切口和脐周切口可以显露腹壁下动脉，从而避免正中切口及静脉移植；但腹壁下静脉通常管径过小，无法利用，可利用隐静脉重建静脉回流。由于尿道吻合处通常存在死腔且相对无血管，可利用单侧股薄肌瓣增强尿道吻合处的血供，以减少尿路并发症，同时能够增大变性者的再造阴囊。

女性外阴—阴道部位的重建至今仍是整形重建外科最具挑战性的领域之一。当阴蒂被保留时，女性性高潮功能保留；切除后，可利用游离足趾网瓣重建。脂肪组织移植能够充盈残存大阴唇或新造大阴唇，有效改善女性外阴的外观。女性阴道重建主要采取皮瓣和肠瓣，各有优缺点。垂直腹直肌带蒂皮瓣能够填充盆腔死腔并提供足够的皮肤，是阴道重建的主力军。当与腹直肌下部分离并解剖出腹壁下动脉血管蒂，皮瓣部分可轻易到达骶骨部位。左侧结肠瓣比右侧结肠瓣组织量更丰富且更易到达阴道口以便再造。肠瓣可通过腹腔镜或Pfannenstiel切口切取以隐藏手术瘢痕。尽管术后有肠液分泌，但经过反复冲洗，约1年后，肠液分泌明显减少。

妥善的术后管理对女性外阴—阴道重建的成功至关重要。采用皮瓣重建阴道的患者术后应卧床制动4～5天，需采取适当措施预防深静脉血栓形成。无论采取何种组织瓣重建阴道，有条件的情况下，术后稳定后应返回手术室进行全面评价。术后的卫生对外阴—阴道重建的成功至关重要。

盆腔与泌尿生殖道重建术后功能评价主要关注患者术后泌尿功能与性功能的恢复以及生活质量评价。泌尿功能主要包括检测能够正常小便、尿流动力学变化等。对男性患者而言，术后性功能评价主要通过勃起功能国际指数（IIEF）、儿科阴茎感觉评分（PPPS）、男性性生活质量评分（SQOL-M）等量表进行测评；对女性患者而言，术后性功能评价主要通过女性性功能指数（FSFI）、女性生殖器自我形象量表（FGSIS）、女性性生活质量评分（SQOL-F）等量表进行评价。

（六）上肢

手部及上肢的诸多特殊结构紧密协作，维持上肢的精密运动及精细感觉。在日常生活及工作中，上肢常常受到损伤，如指尖创伤、肌腱撕裂、神经血管受损、骨折和软组织缺损。每一种肢体损伤都有其特点，为软组织修复带来了挑战。上肢的软组织缺损重建主要分为六大区域：指尖、手指、手掌、前臂、肘/肘窝、上臂。

在上肢创伤中，尽管真空装置能够达到覆盖创面的目的，但是却会延迟伤口愈合。上肢，尤其是手部，伤口的延迟愈合将导致关节僵硬、功能差。基于同样的道理，当局部皮瓣可能影响术后功能及恢复速度时，应立即选用游离皮瓣。对于中等程度的缺损，可以利用股薄肌瓣、髂骨瓣或侧臂皮瓣来覆盖。这些皮瓣或位于缺损位置，或供区并发症最少。使用股薄肌瓣修复掌背侧缺损，术后外观及肌腱活动可；但如果在皮瓣下可能行二次手术时，应避免使用肌瓣。对于大面积缺损，前外侧筋膜瓣或改良股薄肌瓣是更好的选择。股前外侧皮瓣对手部来说太厚，且供区损伤大。对于上肢缺损，一般不选用大面积的皮瓣，如背阔肌皮瓣、腹壁下动脉穿支皮瓣。创面可被分解为复杂部分和简单部分，只有创面的复杂缺损需要皮瓣覆盖，而其余部分只需要皮肤移植。如此，能够有效减少皮瓣的组织需要量，也可以减少供区的并发症。然而，在复合组织缺损中，积极使用组合组织瓣能够有效覆盖创面、避免单一皮瓣的复杂三维重建。

手和前臂的精密运动和精细感觉对日常生活十分重要。因此，组合组织瓣上肢重建术后功能评价主要在于上肢运动与感觉的评定，包括肿胀程度、疼痛程度、各关节活动度、上肢的肌力，浅感觉、深感觉、复合感觉，以及日常生活活动能力的判定。

（七）下肢

下肢损伤的病因及损伤平面是下肢重建必须要考虑的两个方面，这两方面将影响可手术范围、重建的适当时间、辅助治疗措施、可能的并发症及预后。下肢缺损的病因包括创伤、肿瘤、糖尿病、血管或淋巴损伤以及感染后清创。损伤平面决定了该采用的重建方式。小腿中下1/3以远不能使用局部皮瓣，一般需采用带血管的游离组织移植，较小面积的缺损可采用穿支型带蒂筋膜瓣覆盖，但是小腿中下1/3以远及足部的较大面积缺损仍需要游离皮瓣覆盖。

下肢缺损修复的术后功能评价并不以手术的成功与否为标准，而应当以患者术后的生活质量为准。即使重建手术非常成功，患者肢体仍可能出现疼痛、肢体障碍。组合组织瓣修复下肢组织缺损术后功能评价可根据美国医学会指定的《永久性残损评定指南》、疾病影响程度测定量表（SIP）、Fugl-Meyer 运动功能评定量表、下肢功能量表（LEFS）等评价体系。具体到技术方法层面，主要包括肌肉功能测定、平衡功能测定以及三维运动捕捉与分析。肌肉功能测定包括肌力检查、肌电图检查、等速肌力测试与训练技术、表面肌电图；平衡功能测定包括 Romberg 法、强化 Romberg 法、量表测定法、姿势平衡仪测试法等；三维运动捕捉与分析通过设定标记点位置，运用红外线感应标记点实时动态采集数据，并对数据进行整理和分析，精确输出运动时间、运动速度、加速度、各方向的关节角位移及角速度等运动学参数。

组合组织瓣修复软组织缺损的术后功能评价涉及多种指标，因部位的不同而各有侧重，但其期望都是一样的：恢复外形、重建感觉、重建功能，最终提高患者生活质量。

（负责人：吴攀峰）

第四章　肢体功能重建术后功能评价

第一节　周围神经损伤治疗效果功能评价

由于周围神经解剖结构的复杂性及其损伤后病理生理变化的特殊性，周围神经损伤后修复效果受多种因素影响，包括患者年龄、损伤机制、受损神经、损伤部位、修复时机、修复方法及修复材料、术后辅助治疗以及患者身心状况等众多因素。目前对周围神经损伤的评价方法众多、各行其事，尚无一个统一的、规范化标准。周围神经损伤后导致肢体不同程度的功能障碍，严重影响伤者的工作和生活，主要表现在三个方面：①神经所支配的肌肉失去功能；②神经所支配的皮肤知觉失去功能；③植物神经功能障碍。早在 19 世纪中叶，就开始研究如何评价上述功能。1853 年，Weber 提出区别一点还是两点触觉的方法，后经 Moberg 改进，成为目前常用的 Weber-Moberg 静止两点辨别觉（s2PD）。1898 年，Von Freg 设计了一系列不同粗细和硬度的马鬃，测定皮肤触觉阈值，后又经 Weinstein 的改进，试图对感觉恢复做出定量评价。1912 年，Lovett 提出根据肌肉收缩对抗阻力的大小为标准，将肌力分为 6 级。1928 年，Minor 提出淀粉－碘试验，用以判断手指的交感神经功能。1952 年，Burn 提出服用药物诱发出汗，以观察周围神经损伤区交感神经的功能。此后，在这些方面有不少研究和报道，但无统一的标准。1954 年，英国医学研究会（BMRC）颁布了感觉、运动分级标准，为多数学者所接受。由于该标准有一定的缺陷，所以又出现了许多新的评价方法，每种方法各有特色。除了上述临床检查标准，还可参考肌电图、神经传导速度、强度－时间曲线等客观指标。这些方面在多次检查时，可进行神经恢复的动态观察，更加客观。但值得注意的是影响这些检查指标的因素很多，其恢复或退步不一定表示肌肉和感觉功能的同步恢复或退步，仅供临床对预后的估计参考而已。最主要的检查指标仍然是肌力和感觉功能的客观恢复。总之，迄今为止，对周围神经功能的评价尚无统一的标准。这里就较常用的评价方法做一介绍。

一、运动功能评价

运动神经不完全性损伤多表现为肌力降低，完全性损伤则表现为肌力消失，以后出现肌肉萎缩，并逐渐加重。所以运动神经功能检查及评价应包括肌力、肌张力、肌容积等，一般用肌力的分级作为评定神经运动功能的标准。早在 1912 年，Lovett 根据肌肉收缩对抗阻力的大小为标准，将肌力以百分率表示（表 4.1）。

表 4.1　Lovett 运动功能评价标准

恢复程度	分级	评价	内　　容
100%	5	正常	能抗强阻力完成全幅活动
75%	4	良好	能抗一定阻力完成全幅活动
50%	3	尚可	抗地心引力完成全幅活动
25%	2	差	无地心引力时完成全幅活动
10%	1	轻微	肌肉有轻微收缩,但无关节活动
0%	0	零	无肌肉收缩

有些作者推荐使用 Highet（1954）的分级标准,它能记录每一块肌肉的状态（表 4.2）。

表 4.2　Highet 运动功能评价标准

分级	内　　容
M5	正常肌力
M4	能抗地心引力和抗阻力下主动活动
M3	抗地心引力主动活动
M2	无地心引力下主动活动
M1	肌肉轻微收缩
M0	无肌肉收缩

在进行运动神经功能检查测定肌肉功能时,应测定每块肌肉的功能,通过扪及相关肌肉—肌腱和是否抗阻力下的关节活动来评定肌肉强度,而不能完全以关节的功能来替代各个肌肉的功能。例如,腕关节屈曲,主要是桡侧屈腕肌、尺侧屈腕肌和掌长肌的作用,但屈指肌在手指屈曲后也可产生腕关节的屈曲,故不能以腕关节的屈曲程度来作为这几块肌肉功能的评级标准。此外,有些关节活动是由于假象动作所引起的,如桡神经损伤所致的指总伸肌瘫痪,在腕关节屈曲时,由于瘫痪肌肉的被动牵拉,可以出现掌指关节的伸直动作。无疑,Lovett 六级评价法用于单块肌肉功能恢复评价是比较准确的,但用于单根神经损伤后肢体运动功能恢复评价有所欠缺。肢体整体恢复的概念包括肢体近侧大肌肉和远侧小肌肉恢复的综合评价,以及肢体各肌肉在肢体活动过程中的协调功能。为此,1954 年,英国医学研究会（BMRC）提出了一种综合评价肢体神经运动功能的方法（表 4.3）。

表 4.3　BMRC 运动功能评价标准

分级	内　　容
M5	完全恢复
M4	所有协调运动或自主运动均能完成
M3	所有重要肌肉均能抗阻力活动关节

续表

分级	内　容
M2	近侧和远侧肌肉恢复收缩功能
M1	近侧肌肉恢复收缩功能
M0	无肌肉收缩

为了更好地理解 BMRC 分级标准中所指的近侧和远侧肌肉，对这些肌肉做出了具体规定（表4.4）。

表4.4　肢体神经支配的近侧和远侧肌肉

神经	近侧肌肉	远侧肌肉
桡神经	肱桡肌 桡侧腕长伸肌 指总伸肌 尺侧伸腕肌	拇长展肌 拇长伸肌 食指固有伸肌
正中神经	旋前圆肌 桡侧腕屈肌 指浅屈肌 拇长屈肌	拇短展肌
尺神经	尺侧腕屈肌 指深屈肌（环、小指）	小指展肌 骨间肌
腓总神经	胫前肌 趾长伸肌 踇长伸肌 腓骨肌	趾短伸肌
胫神经	腓肠肌、比目鱼肌 胫后肌 趾长屈肌 踇长屈肌	踇展肌 足底内在肌

BMRC 的分级标准要求比较高，级别比 Lovett、Highet 的六级法低 1 级，若用优、良、中、差的四级标准也会相应降一级。因为在评定肌肉能抗阻力时，Lovett、Highet 六级法评定为 M4，而 BMRC 法却只有 M3，这样 M4 可评定为优，而 M3 只能评定为良。朱家恺等相继用 BMRC 法评定神经损伤与修复后运动功能恢复情况，并认为该法是评定运动功能恢复最常用的方法。所以在评价运动功能时，首先必须搞清楚其评价标准，才能加以比较，否则就无可比性。

还有其他评定方法，如有些作者推荐使用 Sunderland 标准（表4.5）。

表 4.5　Sunderland 评定标准

分级	内　容
M5	肌力、活动范围均正常
M4	能抗地心引力和抗强阻力活动
M3	能抗地心引力和一些阻力活动
M2	微弱活动，但不能抗阻力和地心引力
M1	肌肉轻微收缩，没有自主活动
M0	既触不到也看不见肌肉收缩

Danuel 和 Terzis 根据 Highet 的分级标准，分别对正中神经和尺神经的运动功能制定了更具体的评定方法，如下：

正中神经：

M0：无收缩；

M1：前臂肌肉收缩恢复可以扪及；

M1$^+$：前臂肌肉收缩可抗地心引力，但大鱼际肌肉麻痹；

M2：前臂肌肉收缩可抗地心引力，大鱼际有微弱的动作；

M3：前臂及大鱼际肌肉收缩可抗阻力；

M4：所有肌肉可抗较强阻力，并且有独立的动作；

M5：所有肌肉完全恢复。

尺神经：

M0：肌肉无收缩；

M1：前臂肌肉收缩可以扪及；

M1$^+$：前臂肌肉收缩可抗地心引力，但尺神经支配的手内在肌麻痹；

M2：前臂肌肉收缩可抗地心引力，小鱼际收缩有些力量，但骨间肌仅有轻微收缩或无收缩；

M2$^+$：前臂及手部肌肉均能活动，但第一背侧骨间肌的收缩不能抗阻力；

M3：前臂肌肉、小鱼际和第一背侧骨间肌收缩可抗阻力；

M4：所有肌肉均有抗阻力的收缩，手指并有独立的侧方运动；

M5：所有肌肉完全恢复。

由此可见，对运动功能的评价尚无统一标准，尤其是对 M3 的评价不一。不过，一般都喜欢用英国医学研究会提出的综合评价肢体神经运动功能的方法（BMRC 分级标准）。

二、感觉功能评价

感觉是神经传入过程中对冲动的接受和激活，如痛觉、触觉、温度觉就是基本的感觉形式，均是由感觉轴突的终端所决定的：机械感觉器，主要感受触压觉；伤害感受器，主要感受痛觉；温度感受器，主要感受冷热觉。感觉神经传导速度是测量感觉的客观指标，其他众多的检查是依赖患者的主观反应，不同的医生在不同环境下所测的结果差异很大。所以在检查前应向患者解释清楚检查目的和注意事项，取得患者的正确配合，仔细耐心地检查，并与健侧对比，反复检查，做到尽可能地减少误差。常用感觉功能的评价法有以下四种。

（一）Sunderland 感觉功能分级评价

1. 针刺感（pinprick）

P0：皮肤感觉消失；

P1：能感到皮肤上有物接触，但不能区别是针尖还是针头在触及皮肤，感觉能或不能定位；

P2：能区分是针尖还是针头触及皮肤，针尖刺皮肤引起钝痛感、不愉快感，有明显的放射痛或假性牵涉痛；

P3：锐刺痛感伴有一些放射痛或假性牵涉痛，除手、手指、腿或足以外，不能具体定位；

P4：锐感觉存在，伴或不伴有刺痛，无或仅有很轻的放射，能定位到 2.0 cm 内；

P5：对针刺有正常感觉，能精确定位。

2. 轻触觉（light touch）

L0：对轻触觉不能意识到；

L1：知道皮肤上有物轻轻接触；

L2：轻触后引起放射性麻感，对刺激点不能定位；

L3：轻触觉能被察觉，但除手（手掌、手背或手指）和下肢（腿和足）外，不能定位；

L4：能意识到轻触觉，但敏感度较弱，能定位到 2.0 cm 内；

L5：对轻触有正常感觉。

3. 两点辨别觉（2PD）

D0：无两点辨别能力；

D1：有部分 2PD，但仍然不完全；

D2：2PD 正常。

4. 温度觉（temperature）

T0：无温度觉；

T1：除高温或剧冷外，对一般冷热无感觉；

T2：温度小于 15 ℃或大于 60 ℃时能分别正确感到冷或热，在此温度范围内，用测试管或测试盘接触皮肤，有触觉或感到压力；

T3：温度小于 20 ℃或大于 35 ℃时能分别正确感到冷或热，在此温度范围内，用测试管或测试盘接触皮肤，有触觉或感到压力；

T4：温度觉正常。

（二）BMRC（Highet）评价标准

S0：单一神经支配区内感觉丧失；

S1：单一神经支配区内深感觉恢复；

S2：单一神经支配区内浅表痛觉和触觉有一定程度的恢复；

S3：单一神经支配区内浅表痛觉和触觉恢复，感觉过敏消失；

S3$^+$：在 S3 的基础上感觉进一步恢复，2PD 也有一定程度的恢复；

S4：完全恢复。

该评价标准目前最常用，可以看出 S3 与 S4 的界线主要是 2PD 的存在与无，2PD 的出现表示能辨别更高层次的感觉恢复。S2 多表示保护性感觉的存在，临床上已达到对肢体起自身保护的作用，不仅可以防止意外伤害，还可以达到治愈营养性溃疡的目的。S2 和 S3 的界线主要是感觉过敏的存在或消失。

（三）Glickman-Mackinnon 评价标准

Glickman-Mackinnon 评价标准如表 4.6 所示。

表 4.6　Glickman-Mackinnon 评价标准

分级	s2PD/mm	m2PD/mm	感觉恢复
S0	—	—	单一神经支配区感觉丧失
S1	—	—	单一神经支配区深感觉丧失
S1$^+$	—	—	浅表痛觉恢复
S2	—	—	浅表痛觉恢复，触觉有一定程度恢复
S2$^+$	—	—	在 S2 基础上，有感觉过敏
S3	>5	>7	痛觉和触觉恢复，感觉过敏消失
S3$^+$	7～15	4～7	在 S3 基础上，对刺激有良好定位，2PD 完全恢复
S4	2～6	2～3	完全恢复

（四）津山氏评价标准

优：单一神经支配区内浅表痛觉和触觉恢复，无过反应，有定位能力，2PD 能力存在。

良：单一神经支配区内浅表痛觉和触觉恢复，无过反应，有定位能力，但无 2PD 能力，亦不能辨别粗滑。

可：单一神经支配区内浅表痛觉和触觉在一定程度上恢复，过反应残存。

差：单一神经支配区内感觉丧失或仅有深痛觉恢复。

三、植物神经功能评价

植物神经（又称自主神经）是完整的神经系统的有机组成部分之一。植物神经功能检查对评价周围神经损伤和修复是不可缺少的重要手段。但由于植物神经的结构、功能比较复杂，目前对其研究又欠细致和全面，至今仍无精确的检查方法，尤其是定量检查法。现将临床上常用的几种检查方法概括如下。

（一）一般检查

1. 外观

肌肉萎缩，指端尖细，指腹干瘪，皮肤干燥、光泽差，指纹模糊或消失，指甲退化增厚并出现纵嵴，游离缘弯曲。失神经支配区若受外伤，则形成慢性溃疡，伤口愈合十分缓慢。神经修复后上述营养变化逐渐改善消失。

2. 皮肤温度

周围神经损伤后反应到血管运动功能方面，可以从皮肤的温度、颜色等改变观察到。受损神经支配区的皮肤早期由于血管扩张而温度增高、潮红；后期因血管收缩而温度降低、苍白，自觉怕冷。神经修复后怕冷感逐渐减轻。

3. 出汗功能

植物神经分布到皮肤上的纤维与感觉纤维分布相同，感觉消失区与无汗区相符合。周围神经损伤后感觉丧失区内的皮肤无汗、干燥，检查出汗功能，可帮助判断神经损伤及再生的情况，在儿童更为适宜。

4. 立毛肌运动

当人的情绪激动或刺激时，可引起附着毛囊的立毛肌收缩，使毛囊向皮肤表面突出，在皮肤表面形成"鸡皮疙瘩"现象。这种反射具有较单纯的交感神经支配敏感的特点。周围神经损伤后其神经支配区就无"鸡皮疙瘩"反应。

（二）特殊检查方法

1. 出汗试验

有许多方法能检查出皮肤有无出汗功能，但都不能确定出汗的多少，所以这些方法仍不理想。①直接观察法，这是最简单的方法，用手指触摸皮肤，局部有湿润感表示有汗，局部干燥光滑表示无汗，也可用放大镜观察有无细小的汗点；②碘－淀粉试验；③茚三酮试验；④溴酚蓝试验；⑤毛果云香碱法；⑥阿斯匹林法。

2. 寒冷反射试验

室温 25 ℃，将手浸入 5 ℃水中 5 min，测试指端温度变化。正常时出现手指血管收缩，皮温下降，短时间后血管扩张、皮温上升。反复数次后使手离开冷水，指温很快恢复正常或稍升高。神经损伤后测不出以上指温变化，离开冷水后指温恢复慢。

3. 组织胺潮红试验

用 1 ∶ 1000 磷酸组织胺作皮内注射，出现以下三联反应为正常：①立即出现直径 10 mm 的红斑；②半分钟后在红斑周围又出现 20 ～ 40 mm 的红斑；③注射部位出现风团。有交感神经功能障碍时，只有皮肤潮红而不出现三联反应。

4. 温水浸泡试验

O'Riain 于 1973 年介绍此法。将患手在 40 ℃温水中浸泡 30 min，观察指腹变化。正常时指浸泡后出现皱纹；神经损伤后指腹光滑，无皱纹。感觉检查配合不理想的患者做此试验有较大价值。

5. 皮肤电阻测试

用一直流电极测定两点皮肤之间的电阻，皮肤电阻的改变与汗腺的活性、皮肤潮湿情况、组织含水量以及神经支配有直接关系。

四、神经电生理检查及评价

早在 1944 年，Berry 应用电生理方法研究了周围神经再生，系统地测量了猫坐骨神经再生纤维的神经传导速度和组织兴奋性。1948 年，Hodes 将此方法用于临床。电生理方法灵敏、准确，其临床应用得到迅速推广，已成为研究评价周围神经再生的基本方法之一。常用的检查方法有：

（1）强度－时间曲线（I-D curve）法。这是一种简便、灵敏的电诊断方法，主要用来记录组织的兴奋性。依据 I-D 曲线的动态变化，对周围神经损伤再生过程的进展可做出正确判断。在临床恢复前 6～8 周，I-D 曲线就可提示再生征象，表现为出现纽结。随着再生过程的发展，纽结愈来愈宽，曲线左移，上升坡度愈来愈小。

（2）神经传导速度（NCV）法。这是一种较为客观的定量检查法。神经传导速度是指单位时间内神经冲动通过神经组织的距离，它反映神经组织的兴奋性和传导性。神经传导速度可分为运动神经传导速度和感觉神经传导速度。

（3）肌电图（EMG）法。肌电图法是将肌肉兴奋时发出的生物电的变化引导出来，加以放大，用图形记录下来，借以判断神经肌肉的功能状态，对神经损伤的诊断和恢复期的观察有一定价值。近年，Jazayeri 应用感觉神经动作电位评价周围神经损伤后再生情况。

（4）诱发电位（EP）法。诱发电位是中枢神经系统在感受外在或内在刺激过程中产生的生物电活动。该检查包括感觉神经动作电位（SNAP）、肌肉动作电位（MAP）、体感诱发电位（SEP）、运动诱发（MEP）。褚晓朝等认为 SNAP 的诱发较难，神经损伤不重或已恢复到相当程度时不少患者记录不到 SNAP；MAP 对神经损伤的敏感性较低；SEP 在周围神经损伤中仍具有一定的应用价值。SEP 主要表示感觉纤维的向心传导，而不能表示从大脑皮层发布向四肢肌肉终末的运动性电位的传导情况；但因四肢主要神经都是感觉纤维与运动纤维的混合神经，故 SEP 的图像仍基本上可表示中枢与周围的连续情况，依此可以判断其功能存在的程度。

五、周围神经综合功能评价

根据临床观察，用单项神经功能恢复的指标来评定神经功能的恢复是没有价值的，神经功能恢复的评价必须包括运动、感觉和植物神经功能三项指标才有临床价值和意义。早期的评价很简单，不分等级，只看有无有用功能。Sanders 提出有用的正中神经功能恢复是 M3、S2$^+$，有用的尺神经恢复是 M2$^+$、S2$^+$。Nicholson 则认为 M4、S3$^+$ 才是有用的功能恢复。Clawson 等也用这种方法评价坐骨神经功能恢复的情况。此后，许多作者根据 1954 年 BMRC 标准，将周围神经功能恢复分为优、良、中、差 4 级或良、中、差 3 级，有些作者则根据 Lovett、Highet、Cleveland、Sunderland 等标准分级，有些作者对下肢的评价采用不同肌力和感觉测定等。总之，目前对周围神经损伤的综合评价尚无统一的、规范化标准。常用的有以下几种。

（一）Omer 评定标准

Omer 评定标准仅分为三级，并认为不同的神经评价标准应有所区别。例如，正中神经的感觉恢复十分重要，要求达到 S3 才算功能满意；尺神经以运动功能为重要，感觉达到 S2 就算满意。Omer 以 BMRC 颁布的运动、感觉标准为依据，共分为三级，没有优级（表4.7）。

表4.7 Omer 评定标准

神经	分级	运动评价	感觉评价
正中神经	良好	M3	S4/S3 $^+$
	尚可	M2	S3
	差	M1/M0	S2/S1
尺神经	良好	M4	S3
	尚可	M3	S2
	差	M2/M1	S1/S0
桡神经	良好	M4	
	尚可	M3	
	差	M2/M1	
腓总神经	良好	M4	
	尚可	M3	
	差	M2/M1	
胫神经	良好	M3	S4/S3 $^+$
	尚可	M2	S3
	差	M1/M0	S2/S1

（二）Millesi 坐骨神经损伤功能恢复的评价标准

Millesi 坐骨神经损伤功能恢复的评价标准如表4.8所示。

表4.8 Millesi 坐骨神经评价标准

分级	评价	内容
3	良好	血管舒缩功能极好 有保护性感觉 能自主跖屈 能自主背伸。必须区别两种可能性：①神经修复后：由于腓总神经支配的肌肉恢复而能背伸。②胫后肌移位后：由于胫后肌肌腱移植而能背伸。此时，不仅必须有比目鱼肌、腓肠肌的有效恢复，而且必须有胫神经支配的其他肌肉的恢复

续表

分级	评价	内　　容
2	满意	血管舒缩功能良好 有保护性感觉 由于神经恢复腓肠肌带动的自主跖屈（M3 以上） 需行矫形术
1	差	血管舒缩功能良好 有保护性感觉 无用的运动恢复 需行矫形术
0	零	无神经再生

Millesi 认为坐骨神经功能丧失后，如果患者重新获得保护性感觉和自主跖屈，即可以为结果满意。这种情况下患者可佩戴矫形支架，以避免发生马蹄内翻足。Mackinnon 认为，Millesi 的评价标准是低位下肢神经损伤与修复的最完整的总结。

（三）美国路易斯安那州立大学医学中心（LSUMC）周围神经功能评价标准

美国路易斯安那州立大学医学中心（LSUMC）周围神经外科小组 1995 年制定了 LSUMC 周围神经感觉和运动功能评价、综合功能评价标准（表 4.9 至表 4.11）。

表 4.9　LSUMC 感觉功能评价

分级	评价	内　　容
0	无	对触碰、针刺、压力无感觉
1	劣	触觉检查可引出局部感觉过敏或者感觉异常，支配区域痛觉有恢复
2	差	感觉恢复至粗略抓握、缓慢保护动作，对于感觉的刺激过度敏感和不能正确定位
3	中等	整个支配区域能感知触碰、针刺感觉，感觉不正常，呈过度敏感表现，感觉不能正确定位
4	良	整个支配区域能感知触碰、针刺感觉，没有过度敏感，但仍不正常，感觉可以正确定位
5	优	整个支配区域触碰、针刺感觉近于完全正常

表 4.10　LSUMC 运动功能评价

分级	评价	内　　容
0	无	无肌肉收缩
1	差	肌肉有收缩但不能产生运动

续表

分级	评价	内　　　容
2	可	肌肉能抗重力收缩，但不能抗阻力
3	中等	肌肉能抗重力收缩和抗轻阻力收缩
4	良	肌肉能抗重力收缩和抗中等阻力收缩
5	优	肌肉能抗强阻力收缩

表 4. 11　LSUMC 整条神经功能评价

分级	评价	内　　　容
0	无	无肌肉收缩，缺乏感觉
1	差	近侧肌肉收缩但不能抗重力，感觉 1 级或 0
2	中	近侧肌肉抗重力收缩远侧肌肉无收缩，感觉 ≤2 级
3	中等	近侧肌肉抗重力收缩和抗轻阻力远侧肌肉抗重力收缩，感觉 3 级
4	良	所有近侧和某些远侧肌肉抗重力收缩和抗轻阻力无收缩，感觉 ≥3 级
5	优	所有肌肉抗中等阻力收缩，感觉 ≥4 级

（四）国内学者提出的标准

（1）朱家恺以 1954 年 BMRC 颁布的运动、感觉分级标准为依据，根据多年的临床经验和临床复查资料，提出了适当提高疗效评价的评定标准：

优：指混合神经运动恢复到 M4 而感觉到 S3[+] 以上，单纯运动或感觉神经则要达到 M5 或 S4；

良：指混合神经恢复到 M3、S3 以上，单纯运动或感觉神经达到 M4 或 S3[+]；

中：指混合神经恢复到 M2、S2 以上，单纯运动或感觉神经达到 M3 或 S3 以上；

差：指 M1 或 S1 以下。

朱家恺认为，功能恢复优级的标准定为 M4、S3[+] 以上为好，即不仅长肌肉有较大的抗阻力，而且小肌肉的功能也有所恢复，具有协同功能的独立动作，神经支配区恢复良好的触觉和痛觉，2PD 亦有所恢复，这样的运动和感觉才具良好的功能。同样，良级应在 M3、S3 以上，长肌肉能抗阻力，小肌肉的功能也有所恢复，且有痛觉和触觉。

（2）陆裕朴等也以 BMRC 颁布的运动、感觉标准为依据，将疗效分为优、良、中、差四级：

优：M4、S3[+] 以上，无畸形，功能正常；

良：M3、S3，无畸形或轻微畸形，功能好，工作、生活稍有不便；

中：M2、S2，有中等畸形，部分关节僵，肢体恢复保护性感觉；

差：M1、Sl，畸形重，关节僵，功能基本丧失。

（3）韦加宁根据 BMRC 颁布的运动标准，部分参考 Clickman-Mackinnon 感觉分级标准（未查 2PD），所制定的综合评价是：

优：M4 以上和 S4 或 S3[+]；

良：M3 和 S3；

中：M2、S2 或 S2；

差：M0 或 M1，S0 或 S1。

评价周围神经功能的诸多方法应间隔 12 周左右复查一次，临床恢复时间取决于神经损伤的水平和严重程度，一般应在神经修复后 3～5 年内做出确切的临床评价。评价等级应与对侧相应的功能进行比较，一个好的临床结果应是：有良好的保护性感觉，好的触觉辨别能力，手指精细活动恢复，运动功能应恢复到不需矫形支架和重建手术的程度。总之，对周围神经损伤及修复做出详尽判定，对治疗效果做出客观评价，准确评定患者伤后的最终功能无疑是十分重要的。但目前评价标准混乱，运动、感觉等神经的功能评级方法又不统一，把评级结果再转定为疗效的优、良、中、差四等，则各人所取标准又有所不同，致使各作者之间的评价结果相差很大，无可比性，甚至产生误解。因此，有必要对此进行深入研究，以寻求更好更理想的评价方法。

六、正确评价周围神经损伤临床疗效的意义

周围神经损伤临床疗效的影响因素众多，同时其评价标准也不尽相同。如何科学地、正确地评价周围神经损伤的临床疗效？目前尚无国际公认的科学评价标准。但我们通过长期的临床和基础研究发现，在各种影响因素和干预因素在综合疗效结果内的权重量化关系尚不清楚的情况下，周围神经损伤临床修复的有效性评价要看观察对象的齐同性，至少要看是否已排除干扰权重大的影响因素。虽然临床上在时空条件限制下不可能做到所有因素齐同，但可通过设置入选条件和排除条件，使遴选病例的各因素达到最大程度的齐同。采用合理、国际公认的神经功能评定方法，严格的符合要求的随访，科学合适的方法收集疗效信息（如适当的随访方式和疗效观察指标），同时符合统计学规律，是正确评价周围神经损伤临床疗效的构成要素。只有在正确评价周围神经损伤临床疗效的基础上，才能有效地开展多中心临床研究和学术成果的交流，对促进周围神经损伤修复的新技术应用、新材料开发具有重要意义。

（一）周围神经损伤临床修复疗效的影响因素的同质性只能来源于入选病例的相对齐同

周围神经修复临床疗效的有效性评价，首先考虑的就是神经修复效果因素多、环节复杂的实际情况。常见的影响因素包括：

（1）年龄。Lohmeyer 等对 90 例 4～88 岁患者上肢神经损伤术后随访，发现 20 岁以下者效果明显优于 50 岁以上者。Terzis 等认为年龄小于 25 岁时修复效果会比较好。

（2）损伤性质和程度。Murovic 对 1837 例上肢神经损伤患者随访发现，正中神经、桡神经切割伤的优良率可达 91%，尺神经为 73%。Secer 等对 455 例枪伤或弹片伤尺神经损伤患者随访，优良率不到 32%。

（3）损伤部位。Secer 对 455 例尺神经损伤患者随访，高位损伤优良率 15.06%，中部 29.60%，低位 49.68%。

（4）受损神经。Murovic 指出，桡神经、正中神经缺损移植修复优良率可分别达到

86%、75%，尺神经仅为 56%。Ruijs 等指出，尺神经修复术后运动功能恢复概率比正中神经低约 71%。

（5）修复时机。神经损伤超过 1 年才修复者预后不佳。肌肉在失神经营养后 1.5～2 年肌萎缩将不可逆，Barrios 等建议在受伤后 3 个月内移植神经进行修复最佳，最好不要超过 1 年。

（6）缝合张力和神经缺损的长度。Sunderland 证实，在张力下缝合神经，血循障碍影响神经纤维再生及功能恢复。Haase 等认为自体神经移植修复长度不超过 5 cm 时效果比较理想。

（7）修复材料。同样对于舌神经、下牙槽神经，Pogrel 等采用 PTFE 管修复 7 例患者，5 例无效；Farole 使用 NeuraGen 修复 3 例下牙槽神经、6 例舌神经缺损，8 例达到优良。

（8）辅助治疗。促神经再生的药物、术后理疗、高压氧、功能锻炼等辅助措施对促进神经再生和功能恢复也有一定作用。

（9）疗效评价方法。Battiston 等根据 s2PD 评定：优，< 15 mm；良，> 15 mm；差，测不到。Bushnell 等根据 s2PD 评定：优，< 6 mm；良，6～10 mm；中，11～15 mm；差，> 15 mm。故同样的临床研究使用不同的评价法，优良率可完全不同。

（10）随访时间。Ruijs 指出，正中神经、尺神经行神经修复术后 3 年才可见明显功能恢复；Rosen 认为需要 5 年。

此外，患者全身营养状况及精神状态也关系着神经功能恢复。外科医师的显微缝合技术水平也直接影响着神经功能恢复的预后。

（二）神经修复效果需采用合理、国际公认的神经功能评定方法和严格的符合要求的随访来进行科学评价

有效性是对神经修复效果的核心评价，需要通过具体指标来体现。Vordemvenne 等曾使用 DASH 评分、Rosen-Lundborg 评分和 Highet 评分对正中神经损伤直接缝合和自体神经移植后长期随访，发现这三种量表评分结果是一致的，推荐使用 DASH 及 Rosen-Lundborg 功能评分。Lohmeyer 等对 372 例上肢神经损伤患者进行随访，在考虑到临床日常工作的实际情况下，认为 s2PD、Tinel's 征以及握力检查是评价上肢神经损伤修复后再生情况的最简便方法。Aberg 等将各种评价方式对正中神经完全损伤组和健康人组进行检查，通过统计分析，认为 s2PD、BMRC 感觉评分、徒手肌力测定、问卷量表（如 DASH 量表）和操作测量表［如 AMPS（Assessment of motor and process skills performance test）测试，肌电图］等有较高的效度与信度，推荐使用。

从文献报道与临床实践来看，BMRC 与 Mackinnon-Dellon 感觉评定标准为感觉功能评定常用观察指标；运动功能评定方法如 BMRC 评定、AMPS 测试、Sollerman 手功能评定信度高，而问卷量表为主观量表，不能客观评价神经再生情况，故 BMRC 法评定神经运动功能应为首选；Rosen-Lundborg 仅适用于正中神经和尺神经，且观察指标多、过于复杂，不方便开展与推广；Chanson 量表包含运动、感觉和疼痛 3 个模块，评价相对简单易行，但应用不够广泛。此外，美国 LSUMC 周围神经功能评定标准也易于推广。肌电图也可作为客观疗效指标来判断神经功能恢复情况；但神经的解剖学变异及生理学因

素等影响可使电生理检查的结果与临床检查的结果出现差异，所以，大多数学者认为不能单纯只使用肌电图评价神经再生情况，建议选择性使用。

第二节　单根神经损伤的功能评价

一、上肢神经损伤修复后功能评价

（一）腋神经的应用解剖及其损伤修复后的功能评价

1. 腋神经的应用解剖

C5、C6 神经根向外侧组成臂丛上干，C7 为中干，C8、T1 为下干，共同组成前股和后股。后股组成后束，位于锁骨下动脉的后方。在喙突平面，后束分出腋神经及桡神经。腋神经主要来自 C5、C6 神经纤维，在腋部位于腋动脉后方，沿肩胛下肌前面下行，经四边孔后，在三角肌后缘分出肌支，在三角肌深面入肌，支配三角肌及小圆肌的运动。皮支则穿过深筋膜浅出，支配三角肌外侧皮肤的感觉。

三角肌是肩关节外展活动的主要动力肌，腋神经损伤导致三角肌无力，使肩关节外展活动障碍。三角肌的肌纤维分为前、中、后三部分。腋神经的主干损伤使三部分纤维麻痹，使前部纤维肩前屈及内旋肩关节，后部纤维的后伸及外旋肩关节活动也同时丧失。

2. 腋神经损伤修复后的功能评价

（1）运动。英国医学研究会肌力分级（BMRC）。

（2）感觉。英国医学研究会感觉分级（BMRC）。

（3）综合评价。评分标准如表 4.12 所示。根据得分评定等级：优，7～18 分；良，5～6 分；可，3～4 分；差，2 分及以下。

表 4.12　腋神经损伤修复后功能评分标准

分数	肌力	肩外展
4	≥M4	>90°
3	≥M3	60°～90°
2	≥M2	30°～60°
1	<M2	<30°

（二）肌皮神经的应用解剖及其损伤修复后的功能评价

1. 肌皮神经的应用解剖

肌皮神经由臂丛上干外侧束发出，主要接受 C5、C6 神经纤维（占 50%），其他由 C4 及 C7 神经纤维组成。由外侧束分出后位于腋动脉外侧，穿过喙肱肌深面，向下外方行于肱二头肌与肱肌之间。终末支在上臂外侧下方穿过深筋膜浅出，进入前臂，分布于前臂外侧，称为前臂外侧皮神经。

肌皮神经在穿越喙肱肌之前发出肌支，支配喙肱肌的运动。越过喙肱肌的深面后，在肱二头肌与肱肌之间，发出肌支分别进入肱二头肌的长头、短头和肱肌，支配其运动。

2. 肌皮神经损伤修复后的功能评价

（1）运动。英国医学研究会肌力分级（BMRC）。

（2）感觉。英国医学研究会感觉分级（BMRC）。

（3）综合评价。评分标准如表4.13所示。根据得分评定等级：优，7～18分；良，5～6分；可，3～4分；差，2分及以下。

表4.13 肌皮神经损伤修复后功能评分标准

分数	肌力	肘关节屈曲
4	≥M4	>90°
3	≥M3	60°～90°
2	≥M2	30°～60°
1	<M2	<30°

（三）正中神经的应用解剖及其损伤修复后的功能评价

1. 正中神经的应用解剖

正中神经（median nerve，C5、C6、C7、C8、T1）来源于臂丛神经内侧束和外侧束。臂丛神经内侧束和外侧束各分出正中神经内侧头与正中神经外侧头，此内、外侧头合成为正中神经。在肘关节处依次分出旋前圆肌支、桡侧腕屈肌支及掌长肌支，在旋前圆肌处依次分出指浅屈肌支，然后分出骨间掌侧神经，此神经分出拇长屈肌支、桡半侧指深屈肌支和旋前方肌支。正中神经主干继续下行，穿过腕管后分出正中神经返支，支配拇短展肌、拇对掌肌、拇短屈肌浅头及第一、第二蚓状肌。

正中神经的感觉支有：①正中神经的掌皮支，于远侧腕横纹近端平均46 mm处从正中神经桡侧发出，位于桡侧腕屈肌腱与掌长肌腱之间，向远端行走，大多数于舟骨结节尺侧、腕横韧带的掌侧进入手掌，支配手掌桡侧半的感觉。②正中神经穿过腕管之后于手掌部延续为指掌侧总神经和指固有神经，支配桡侧3个半手指掌侧和近侧指间关节以远的指背的皮肤感觉。

2. 正中神经损伤修复后的功能评价

（1）运动。英国医学研究会肌力分级（BMRC）。

（2）感觉。英国医学研究会感觉分级（BMRC）。

（3）综合评价。评分标准如表4.14所示。根据得分评定等级：优，13～16分；良，9～12分；可，5～8分；差，4分及以下。

表 4.14　正中神经损伤修复后功能评分标准

分数	屈腕肌力	屈指	拇对掌	感觉
4	>M4	TAM 优	正常	S4
3	M3	TAM 良	能对环指	S3
2	M2	TAM 可	能对示中指	S2
1	M0/M1	TAM 差	不能	S0/S1

说明：屈指功能取示、中指 TAM 的平均值。

（四）桡神经的应用解剖及其损伤修复后的功能评价

1. 桡神经的应用解剖

桡神经（radial nerve，C5、C6、C7、C8）来源于臂丛神经后束，在上臂依次分出肱三头肌支、肘肌支、肱桡肌支及桡侧腕长伸肌肌支，在肘关节下方分成深、浅二支，深支为运动支，绕过桡骨小头到达前臂背侧后依次分出桡侧腕短伸肌支、旋后肌支、指总伸肌支、小指固有伸肌支、尺侧腕伸肌支、拇长展肌支、拇短伸肌支、拇长伸肌支及示指固有伸肌支。

2. 桡神经损伤修复的功能评价

（1）运动。英国医学研究会肌力分级（BMRC）。

（2）感觉。英国医学研究会感觉分级（BMRC）。

（3）综合评价。评分标准如表 4.15 所示。根据得分评定等级：优，13 ～ 16 分；良，9 ～ 12 分；可，5 ～ 8 分；差，4 分及以下。

表 4.15　桡神经损伤修复后功能评分标准

分数	伸腕	屈指	屈指	屈指
4	>45°	>M3	TAM 优	TAM 优
3	≥30°	M3	TAM 良	TAM 良
2	<30°	M2	TAM 可	TAM 可
1	不能	M0 – 1	TAM 差	TAM 差

说明：伸指功能取 4 指 TAM 的平均值。

（五）尺神经的应用解剖及其损伤修复后的功能评价

1. 尺神经的应用解剖

尺神经（ulnar nerve，C7、C8、T1）来源于臂丛神经内侧束，在上臂无分支，在前臂依次分出尺侧腕屈肌支和环、小指指深屈肌支；在小鱼际底部分出深、浅二支，深支为运动支，支配小鱼际肌群、全部骨间肌、第 3 和第 4 蚓状肌、拇内收肌及拇短屈肌深头。

2. 尺神经损伤修复后的功能评价

（1）运动。英国医学研究会肌力分级（BMRC）。

（2）感觉。英国医学研究会感觉分级（BMRC）。

（3）综合评价。评分标准如表4.16所示。根据得分评定等级：优，10～12分；良，7～9分；可，4～6分；差，3分及以下。

表4.16 尺神经损伤修复后功能评分标准

分数	外 形	屈指	感觉
4	无爪形畸形	TAM 优	TAM 优
3	轻度爪形畸形（不伴肌萎缩）	TAM 良	TAM 良
2	中度爪形畸形（伴肌萎缩）	TAM 可	TAM 可
1	重度爪形畸形（肌萎缩明显）	TAM 差	TAM 差

说明：屈指功能取环、小指 TAM 的平均值。

二、下肢神经损伤修复后功能评价

（一）坐骨神经的应用解剖及其损伤修复后的功能评价

1. 坐骨神经的应用解剖

坐骨神经是由第四、第五腰神经根（L4、L5）和第一、第二、第三骶神经根（S1～S3）组成，为全身最粗大的神经。它由胫神经和腓总神经组成，其中胫神经起自腰L4、L5 和 S1～S3 的前股，腓总神经起自腰4、5 和骶1～3 脊神经的后股，两神经被结缔组织鞘包围而成坐骨神经。其起始处直径为 15 mm 左右，经坐骨大孔穿出骨盆。坐骨神经一般自梨状肌下缘穿至臀部，占 66.3%；胫神经经梨状肌下缘穿出，腓总神经穿梨状肌至臀部，占 27.3%；坐骨神经总干穿梨状肌至臀部，占 0.8%～2.06%。亦有少数情况胫神经穿梨状肌，而腓总神经经梨状肌上缘穿出或胫神经经梨状肌下缘穿出，腓总神经经梨状肌上缘至臀部。也有坐骨神经分成两股，一股穿梨状肌，一股出梨状肌下孔；或分成多股出骨盆者。进入臀部后，位于闭孔内肌、上下孖肌和股方肌的表面，为臀大肌覆盖，此处为臀部坐骨神经最浅表部位，此段无较粗分支，周围组织疏松，紧邻髋关节，肌肉注射、髋关节脱位、骨盆骨折等均易造成该处坐骨神经损伤。在其疏松的结缔组织鞘内，胫神经位于内后侧，腓总神经位于前外侧，胫神经较腓总神经粗大。坐骨神经呈弧形向外下走行，约在坐骨结节与大转子连线中内 1/3 交点处下行，临床常用此点作为检查坐骨神经的压痛点。坐骨神经垂直而下，至股骨下 1/3 分成胫腓二支。坐骨神经分支点的变异很大，有的由骶神经丛即分为二支，有的则在股部下段才分为二支。

2. 腓总神经损伤修复后的功能评价

LSUMC 高位腓总神经损伤（坐骨神经腓侧半）分级评价如表4.17 所示。

表4.17 LSUMC 高位腓总神经损伤（坐骨神经腓侧半）分级评价标准

分级	评价标准
0	股二头肌短头无或极微收缩，腓骨肌、胫前肌、伸踇长肌、伸趾肌无功能
1	股二头肌短头收缩，远侧腓总神经支配肌肉无功能
2	股二头肌短头收缩，腓骨肌抗重力收缩或更好，胫前肌及以远肌肉无收缩
3	股二头肌短头收缩，腓骨肌肌力≥3级，胫前肌抗重力收缩，但伸踇长肌、伸趾肌常无收缩
4	股二头肌短头、腓骨肌收缩，胫前肌肌力≥3级，伸踇长肌、伸趾肌轻微收缩
5	股二头肌短头、腓骨肌收缩，胫前肌肌力≥4级，伸踇长肌、伸趾肌至少抗重力收缩

3. 胫神经损伤修复后的功能评价

LSUMC 高位胫神经损伤（坐骨神经胫侧半）分级评价如表4.18所示。

表4.18 LSUMC 高位胫神经损伤（坐骨神经胫侧半）分级评价标准

分级	评价标准
0	腓肠肌、比目鱼肌无功能；足底无或极微感觉
1	腓肠肌轻微收缩，但其他胫神经支配肌肉无功能；足底感觉微至差
2	腓肠肌抗重力收缩；足底感觉≤2级
3	腓肠肌、比目鱼肌抗重力至抗轻阻力收缩，跖屈轻微；足底感觉≥3级
4	腓肠肌抗中等阻力收缩，跖屈肌力≥3级，屈踇无或轻微；足底感觉≥4级
5	腓肠肌功能完全恢复正常，跖屈肌力≥4级，有屈踇；足底感觉≥4级

对坐骨神经功能评价建议分为胫神经与腓总神经两部分评价为宜。高位腓总神经损伤中，分级评价不包括重要性较小的感觉区评价。

（二）股神经的应用解剖及其损伤修复后的功能评价

1. 股神经的应用解剖

股神经起自腰丛，由L2～L4神经前支后股组成，它由腰大肌外缘穿出，向下斜行于髂筋膜深面，在腰大肌与髂肌之间到达股筋膜鞘，在髂窝内发出髂肌支及腰大肌支，主干经腹股沟韧带深面、髂腰肌表面，由肌间隙进入股三角，位于股动脉的外侧。股神经穿过腹股沟后2～3 cm，分出前支和后支。前支又分为股内侧皮神经和股中间皮神经，支配股前内侧皮肤，并发出运动支支配缝匠肌和耻骨肌；后支先分出肌支到股四头肌，后分出一皮神经，即隐神经。隐神经伴随股动、静脉由股三角进入内收肌管，自该管的下端穿出筋膜，在膝部位于缝匠肌之后，然后行于皮下，与大隐静脉伴行到达内踝。

2. 股神经损伤修复后的功能评价

LSUMC 高位股神经损伤分级评价如表4.19所示。

表 4.19　LSUMC 高位股神经损伤分级评价标准

分级	评价标准
0	肌和股四头肌均无功能
1	髂肌能抗重力收缩，但不能抗阻力
2	髂肌能抗重力至抗轻阻力收缩，股四头肌常有轻微收缩
3	髂肌收缩良好，股四头肌抗重力收缩
4	髂肌收缩良好，股四头肌抗重力至抗轻阻力收缩
5	髂肌、股四头肌均能抗中等阻力收缩

第三节　臂丛损伤常用的功能评价

臂丛神经损伤分为全臂丛损伤、上臂丛损伤、下臂丛损伤。由于臂丛损伤的修复方法不同、修复策略各异，因此很难用一个评价方法概括所有的类型。临床比较常用的臂丛损伤修复后的评价方法包括 3 类：一是以 Kline 教授为首的美国路易斯安那州立大学医学中心（LSUMC）周围神经外科小组制定的评价标准，二是中华医学会手外科分会于 2000 年制定的上肢周围神经功能评定试用标准，三是顾玉东教授制定的臂丛神经功能评定标准。

一、LSUMC 臂丛神经损伤评价标准

（一）LSUMC 颈 5、6 根或上干损伤的分级评价

LSUMC 颈 5、6 根或上干损伤的分级评价标准（1995 年）如表 4.20 所示。

表 4.20　LSUMC 颈 5、6 根或上干损伤的分级评价标准

分级	评价标准
0	颈 5、6 根或上干分布区无功能
1	冈上肌轻度收缩，肱二头肌、肱肌极微收缩，三角肌无收缩
2	冈上肌收缩，三角肌无收缩或仅极微收缩，肱二头肌仅抗重力收缩
3	冈上肌收缩，三角肌仅极微收缩，肱二头肌、肱肌或肱桡肌抗重力至抗轻阻力收缩
4	冈上肌、三角肌抗重力至抗轻阻力收缩，肱二头肌、肱肌或肱桡肌抗中等阻力收缩，冈下肌有或无收缩
5	冈上肌功能恢复良好，三角肌抗重力至抗中等阻力收缩，肱二头肌、肱肌或肱桡肌抗强阻力收缩，旋后肌部分恢复，冈下肌有或无收缩

颈5、6根或上干损伤涉及冈上肌、冈下肌、三角肌、背阔肌、肱二头肌、肱肌、肱桡肌、旋后肌。虽然三角肌较肱二头肌/肱肌或肱桡肌更位于近侧，但三角肌功能恢复晚于这些肌肉，因为三角肌要恢复抗重力收缩，需要非常复杂的神经支配。冈下肌在高位臂丛损伤中几乎无恢复。

（二）LSUMC 颈 5～7 根或上、中干损伤的分级评价

LSUMC 颈 5～7 根或上、中干损伤的分级评价标准（1995 年）如表 4.21 所示。

表 4.21　LSUMC 颈 5～7 根或上、中干损伤的分级评价标准

分级	评价标准
0	颈 5～7 根分布区无功能
1	冈上肌轻度收缩，肱二头肌/肱肌极微收缩，但三角肌及其他肌肉无收缩
2	冈上肌收缩，三角肌极微收缩，肱二头肌/肱肌仅抗重力收缩，肱三头肌及其他肌肉无功能
3	冈上肌收缩，三角肌抗重力收缩，肱二头肌/肱肌或肱桡肌抗重力至抗轻阻力收缩，肱三头肌极微或轻度收缩
4	冈上肌收缩，三角肌抗重力至抗轻阻力收缩，肱二头肌/肱肌或肱桡肌抗重力至抗中等阻力收缩，轻度真正的旋后，轻度伸腕、指、拇或屈腕、指、拇恢复（若其在术前无）
5	冈上肌收缩，三角肌抗轻阻力收缩，肱二头肌、肱肌或肱桡肌抗中等至强阻力收缩，轻度旋后，肱三头肌抗重力至抗轻度阻力收缩，轻度伸屈腕、指、拇恢复（若术前无）

颈5～7根或上、中干损伤包括颈5～7根完全损伤，冈上肌、冈下肌、旋后肌、三角肌、背阔肌、肱二头肌/肱肌、肱桡肌、肱三头肌功能丧失，旋前常部分减弱，有或无伸腕、伸指、伸拇的减弱或丧失，屈腕、屈指减弱少见，正中神经分布区部分感觉丧失。

（三）LSUMC 臂丛外侧束损伤的分级评价

LSUMC 臂丛外侧束损伤的分级评价标准如表 4.22 所示。

表 4.22　LSUMC 臂丛外侧束损伤的分级评价标准

分级	评价标准
0	无运动感觉功能
1	肱二头肌/肱肌极微收缩，有或无神经支配区某些感觉轻度恢复（感觉 1 级）
2	肱二头肌/肱肌抗重力收缩，正中神经支配区感觉≥1 级
3	肱二头肌/肱肌抗重力、抗轻阻力收缩，屈腕、指肌力略有改善，感觉≥2 级
4	肱二头肌/肱肌抗重力、抗中等阻力收缩，感觉≥3 级
5	肱二头肌/肱肌抗重力、抗强阻力收缩；感觉≥3 级

外侧束损伤包括肱二头肌/肱肌功能丧失和正中神经支配区感觉丧失，旋后肌弱或无，屈腕、指、拇弱。

（四）LSUMC 颈 8、胸 1 根损伤的分级评价（1995 年）

LSUMC 颈 8、胸 1 根损伤的分级评价标准如表 4.23 所示。

表 4.23　LSUMC 颈 8、胸 1 根损伤的分级评价标准

分级	评价标准
0	颈 8、胸 1 根分布区无功能
1	手尺神经支配区感觉≤2 级；伸或屈指肌功能若术前无，可轻度恢复（2 级）
2	尺神经感觉≥3 级；伸或屈指肌功能若术前丧失，可抗重力收缩（3 级），小鱼际肌收缩≥2 级，其他手内在肌极微收缩或无
3	尺神经感觉≥3 级；伸或屈指肌功能若术前丧失，可抗重力收缩≥3 级，小鱼际肌收缩≥3 级，大多数其他手内在肌仅能抗助力收缩
4	尺神经感觉≥3 级；伸或屈指肌力≥3 级（若术前丧失），小鱼际肌肌力≥3 级，大多数其他手内在肌能抗重力至轻抗助力收缩
5	尺神经感觉 4 级或 5 级；任何原丧失的伸、屈指肌功能恢复，所有手内在肌至少能抗中等阻力收缩

颈 8、胸 1 根损伤包括颈 8 胸、1 根完全损伤，手内在肌（包括尺神经支配的小鱼际肌、骨间肌、蚓状肌、拇收肌）功能完全丧失，尺神经支配区感觉丧失。正中神经支配的大鱼际手内在肌（拇展短肌、拇对掌肌）功能丧失，正中、尺神经双重支配的屈拇短肌功能也丧失，伸指肌力降低，其中环小指较示中指更差。屈指浅肌肌力可减弱，因人而异，尺、桡侧影响各异，偶见伸腕、伸指肌或屈指深肌肌力减弱或完全麻痹。肩、上臂、前臂功能常为优，但手严重障碍。

（五）LSUMC 臂丛内侧束损伤的分级评价

LSUMC 臂丛内侧束损伤的分级评价标准如表 4.24 所示。

表 4.24　LSUMC 臂丛内侧束损伤的分级评价标准

分级	评价标准
0	无感觉或运动功能
1	屈腕、指恢复（若术前无）
2	尺神经支配区部分感觉（2 级），小鱼际肌功能弱（极微收缩）
3	小鱼际肌抗重力至抗轻阻力收缩，尺神经支配区感觉 3 级，骨间肌、蚓状肌、拇收肌轻微或更好收缩
4	小鱼际肌、骨间肌、蛙状肌抗重力至抗中等阻力收缩
5	小鱼际肌、骨间肌、蚓状肌运动功能恢复，肌力≥4 级，大鱼际肌、拇收肌至少抗重力收缩，尺神经支配区感觉≥4 级

内侧束损伤，除严重手内在肌功能丧失和尺神经支配区感觉丧失外，前臂平面、正中神经支配的运动丧失，常包括屈腕肌、指肌力弱。

（六）LSUMC 颈 5～8、胸 1 根损伤的分级评价（1995 年）

LSUMC 颈 5～8、胸 1 根损伤的分级评价标准（1995 年）如表 4.25 所示。

表 4.25　LSUMC 颈 5～8、胸 1 根损伤的分级评价标准

分级	评价标准
0	上肢无运动、感觉功能
1	冈上肌抗重力收缩，肱二头肌/肱肌或肱桡肌极微收缩
2	冈上肌抗轻度阻力收缩，肱二头肌/肱肌或肱桡肌抗重力收缩
3	冈上肌功能良好，肱二头肌/肱肌或肱桡肌抗重力至抗轻度阻力收缩，三角肌常有极微至抗重力收缩，肱三头肌功能极微
4	除了以上肌肉肌力≥3 级外，肱三头肌、三角肌至少能抗重力收缩，腕和（或）指功能极微恢复
5	除了肩、上臂肌肉能抗重力至抗轻度阻力收缩外，可有伸、屈腕和轻度屈指

颈 5～8、胸 1 根损伤包括颈 5～8、胸 1 根完全损伤，臂下垂，在多数损伤，菱形肌、前锯肌仍能收缩（因其从脊神经根最近侧发出）。上臂无功能保留，肩部运动除斜方肌外均丧失，肘、腕、指功能丧失，正中神经、尺神经支配的手部感觉和挠神经支配的手背感觉丧失，肘以下常无明显感觉。因自主神经功能广泛丧失，所有手指出汗缺如。

二、中华医学会手外科分会上肢周围神经功能评定试用标准（2000 年）

（一）单根神经评定试用标准

单根神经评定试用标准如表 4.26 所示。

表 4.26　单根神经评定试用标准

分级	运动（肌力 M）	感觉（S）
优	≥M4	≥S3
良	M3	S3
可	M2	S2
差	M0/M1	S0/S1

（二）上肢各关节功能评定使用标准

1. 肩关节功能评定使用标准

肩关节功能评定使用标准如表4.27所示。根据得分评定等级：优，10～12分；良，7～9分；可，4～6分；差，3分及以下。

分数	肩外展	肌力	肩外旋
4	>90°	≥M4	>30°
3	60°～90°	≥M3	10°～30°
2	30°～60°	≥M2	0°～10°
1	<30°	<M2	<0°

2. 肘关节功能评定使用标准

肘关节功能评定使用标准如表4.28所示。根据得分评定等级：优，13～16分；良，9～12分；可，5～8分；差，4分及以下。

表4.28 肘关节功能评定使用标准

分数	屈曲	肌力	伸指	肌力	前臂旋转
4	>90°	≥M4	0°	≥M4	正常
3	60°～90°	≥M3	<−30°	≥M3	轻度受限
2	30°～60°	≥M2	−30°～50°	≥M2	重度受限
1	<30°	<M2	>50°	<M2	不能

3. 腕关节功能评定使用标准

腕关节功能评定使用标准如表4.29所示。根据得分评定等级：优，13～16分；良，9～12分；可，5～8分；差，4分及以下。

表4.29 腕关节功能评定使用标准

分数	背伸	肌力	掌屈	肌力
4	>45°	>M3	>45°	>M3
3	≥30°	M3	≥30°	M3
2	<30°	M2	<30°	M2
1	不能	M0/M1	不能	M0/M1

4. 手功能评定使用标准

手功能评定使用标准如表4.30所示。根据得分评定等级：优，10～12分；良，7～9分；可，4～6分；差，3分及以下。

表 4.30　手功能评定使用标准

分数	拇对掌	手指活动度	感觉
4	正常	指屈伸好	S4
3	能对环指	指屈伸为正常的 60%	S3
2	能对示中指	指有微屈或微伸活动	S2
1	不能	指无活动	S0/S1

（三）臂丛功能综合评价试用标准

臂丛功能综合评价试用标准如表 4.31 所示。

表 4.31　臂丛功能综合评价试用标准

分级	肩关节	肘关节	腕关节	手	上干或下干	全臂丛
优	4	4	4	4	7～8	13～16
良	3	3	3	3	5～6	9～12
可	2	2	2	2	3～4	5～8
差	1	1	1	1	1～2	1～4

三、臂丛神经功能评定标准（顾玉东，2011 年）

（一）臂丛神经上干功能评定标准

臂丛神经上干功能评定标准如表 4.32 所示。

表 4.32　臂丛神经上干功能评定标准

功能状态	运动			肌力	感觉	肌电图		治疗方案
	肩外展	肩外旋	肘屈曲	三角肌冈上（下）肌肱二头肌	肩部、臂外侧	波幅（mv）	NCV（与健侧对比所占比例/%）	
差（Ⅰ）	<30°	<10°（不能完成）	<30°	M0	S0	偶见	<20	康复与修复重建
可（Ⅱ）	30°～59°	10°～19°（部分完成）	30°～59°	M1/M2	S1/S2	单纯相	20～49	康复与修复重建
良（Ⅲ）	60°～89°	20°～29°（大部完成）	60°～89°	M3	S3	单纯混合相	50～80	康复与功能训练

续表

功能状态	运动			肌力	感觉	肌电图		治疗方案
	肩外展	肩外旋	肘屈曲	三角肌冈上（下）肌肱二头肌	肩部、臂外侧	波幅（mv）	NCV（与健侧对比所占比例/%）	
优（Ⅳ）	>90°	>30°（基本正常）	>90°	M4	S4	干扰混合相	>80	康复与职业训练

说明：①在10项指标中（运动、肌力各3项，感觉、肌电各2项），其中6项所达到的标准为功能状态，各标准可下移计算；②NCV为神经传导速度。表4.33同。

（二）臂丛神经下干功能评定标准

臂丛神经下干功能评定标准如表4.33所示。

表4.33　臂丛神经下干功能评定标准

功能状态	运动（活动度）	肌力	感觉	肌电图		治疗方案
	屈腕（指）、伸指（间）、拇对掌	屈指肌、骨间肌、拇短展肌	1～3指、4～5指	波幅（mv）	NCV（与健侧对比所占比例%）	
差（Ⅰ）	不能完成	M0	S0	偶见	<20	康复与修复重建
可（Ⅱ）	部分完成	M1/M2	S1/S2	单纯相	20～49	康复与修复重建
良（Ⅲ）	大部完成	M3	S3	单纯混合相	50～80	康复与功能训练
优（Ⅳ）	基本正常	M4	S4	干扰混合相	>80	康复与职业训练

（三）全臂丛神经功能评定标准

全臂丛神经功能评定标准如表4.34所示。

表4.34　全臂丛神经功能评定标准

功能状态	上干、下干功能	中干功能				治疗方案
		背阔肌	伸肘肌	伸腕肌	伸指肌	
差（Ⅰ）	差	不能完成				康复与修复重建
可（Ⅱ）	可	部分完成				康复与修复重建
良（Ⅲ）	良	大部完成				康复与功能训练
优（Ⅳ）	优	基本正常				康复与职业训练

说明：在24项指标中（上、下干各10项，中干4项），其中15项所达到的标准为功能状态，各标准可下移计算。

第四节 产瘫术后功能评价

准确评价新生儿产瘫的肌肉功能对于随后的功能恢复及记录此类损伤通过或不通过手术干预的效果都非常重要。英国医学研究委员会（MRC）评分是一项 6 分制（0～5）力量评分系统，常用于成年人，但是婴幼儿很难配合这种评价。因此，一些学者发展了根据主动活动范围的评分系统，如 Gilbert 和 Tassin 的肌肉等级评分系统，考虑到有无重力作用对运动功能出现或消失的影响。这个评价系统简单，易于使用并被广泛认可。1972 年发表的 Mallet 评分系统被广泛应用于评价上肢的全部功能，尽管应用于婴儿较为局限，但是这个评分系统能够对大龄儿童的上肢功能提供合理的评价。常用的评价产瘫的方法如下所述。

一、Mallet 分娩性臂丛损伤肩关节功能评分系统

该评定标准除根据肩关节外展、外旋角度大小外，依据患儿日常生活中几个有用的功能，如手到背（内旋功能）、手到嘴以及手到头部进行综合评定，各项指标分值的界定比较容易。因此，其成为临床上产瘫常用的肩关节功能评定标准（表 4.35）。分级标准：优，13～15 分；良，12～13 分；中，9～10 分；可，7～8 分；差，5～6 分。

表 4.35　Mallett 肩关节功能评分系统（1972 年）

项目	评分		
	1 分	2 分	3 分
外展	<30°	30°～90°	>90°
外旋	<0°	0°～20°	>20°
手触头	不能	困难	能
手触背	不能	S1	T12
手触口	不能	困难	能

二、Raimondi/Gilbert 评分系统

意大利学者 Raimondi 通过观察大量产瘫患儿早期神经修复后手功能恢复情况，提出手功能分级标准。该标准比较贴近实际，评分界定标准清楚、容易掌握，是目前临床上常用的产瘫手功能评定标准，包括肘关节评定标准和手功能评定标准。

（1）Raimondi/Gilbert 肘关节功能评定标准（表 4.36）。分级标准：Ⅰ 级，预后差（0～1 分）；Ⅱ 级，预后一般（2～3 分）；Ⅲ 级，预后好（4～5 分）。

表 4.36　Raimondi/Gilbert 肘关节功能评定标准

功能	标　准	得分
屈肘	无或轻微收缩	0 分
	不完全屈曲	2 分
	完全屈曲	3 分
伸肘	无	0 分
	差	1 分
	好	2 分
伸展受限	0°～30°	0 分
	30°～50°	−1 分
	>50°	−2 分

（2）Raimondi 手功能评定标准（表 4.37）。

表 4.37　Raimondi 手功能评定标准

评分	标　准
0 分	完全性麻痹
1 分	指有微屈，无伸指、伸腕
2 分	腕能屈
3 分	指与腕完成屈曲动作
4 分	指、腕屈曲，腕能伸，指伸差，拇对掌好，前臂旋转功能受限
5 分	指、腕屈曲极佳，拇对掌好，前臂旋转好

三、Gilbert 评分系统

（1）Gilbert 肩关节功能评分系统（表 4.38）。该标准由法国学者 Gilbert 提出，分为 1～6 级，评分界定标准清楚、容易掌握，临床上亦常用。该标准没有考虑到肩关节的内旋功能，而患儿的内旋功能也很重要。

表 4.38　Gilbert 肩关节功能评分系统

评分	标　准
0	肩关节完全不动
I	外展或屈曲到 45°，无主动外旋
II	外展 <90°，可外旋到中立位
III	=90°，外旋无力
IV	外展 <120°，外旋无充分
V	外展 >120°，可外旋

（2）Gilbert 肘关节功能评分系统（表 4.39）。屈肘挛缩畸形是产瘫常见的后遗畸形。Gilbert 肘关节功能评分系统不仅考虑了屈肘及伸肘功能，同时涉及肘关节的屈曲畸形，该标准临床上亦常用。分级标准：恢复良好，4～5 分；恢复一般 2～3 分；恢复极差，0～1 分。

表 4.39　Gilbert 肘关节功能评分系统

功能	评价	得分
屈伸	无或者轻度收缩	0
	不完全屈曲	2
	完全屈曲	3
伸展	无伸展	0
	较差伸展	1
	良好伸展	2
伸展缺陷	0～30°	0
	30～50°	−1
	>50°	−2

四、AMS 评分系统（主动活动评分）

由于传统的 MRC 量表需要患者的自主配合，所有很难应用于新生儿。为了克服新生儿运动功能评价这一难题，Curtis 等提出了主动运动量表（AMS，表 4.40），研究表明，AMS 量表在评价婴幼儿上肢瘫痪方面可靠，在评价者结果间的差异与评价者的经验无关。

表 4.40　AMS 评分系统

检查		活动等级
消除重力	无收缩	0
	收缩，无活动	1
	运动≤1/2 正常范围	2
	运动>1/2 正常范围	3
	正常范围活动	4
对抗重力	活动≤1/2 正常范围	5
	活动>1/2 正常范围	6
	全范围活动	7

第五节　功能性肌肉移植术后功能评价

一、功能性肌肉移植概述

吻合血管、神经的游离肌肉移植由中国上海第六人民医院于 1976 年首先报道。其最早、最常用的是重建前臂肌群功能，如伏克曼缺血性肌挛缩、电烧伤或巨大肿瘤切除后指屈肌或指伸肌的功能重建；以后也用于臂丛神经损伤后的功能重建，如肱二头肌屈肘功能重建，屈指、伸腕功能重建，该术式可以在成人臂丛伤后数年进行。Gilbert（1981、1991）、Van Beek（1983、1998）、Manketelow（1989）、Akasaka 等（1990）先后报道了吻合血管神经的肌肉移植重建屈肘功能术，疗效肯定。Chuang 等（1993）在报告臂丛伤后屈肘功能重建术中，有 16 例行游离股薄肌移植，1 例行股直肌移植，其屈肘功能、提起重物力量等疗效同背阔肌移植术。1995 年，Doi 提出了游离肌肉（背阔肌、股直肌、股薄肌）移植重建全臂丛根性撕脱伤后上肢屈肘、伸指的新方法，其中以股薄肌移植为佳。1997 年，Doi 报告 15 例分别于术后 6～8 月出现移植肌肉随意收缩，屈肘肌力术后 2 年达 M3～M5（Highet 法）。1999 年，国内顾立强等报道了吻合血管、神经的双重股薄肌移植联合神经移位治疗全臂丛根性损伤的临床疗效。目前，吻合血管、神经的游离肌肉移植重建臂丛神经损伤后的功能的手术技术，被称为功能性肌肉移植重建（functioning muscle transplantation）。功能性肌肉移植重建可选择的肌肉很多，包括背阔肌、股薄肌、胸大肌、胸小肌、斜方肌、肱三头肌、尺侧腕屈肌等，比较常用的是背阔肌、股薄肌、胸大肌，重建的目的包括肩外展、外旋，屈肘、伸肘、屈腕屈指、伸腕伸指。

二、功能性肌肉移植评价方法

目前尚缺乏公认的、统一的功能性肌肉移植评价方法，临床运用较多的是根据重建的目的来进行评价。例如肘关节功能重建，一般采用和肘关节功能相关的评分。功能性肌肉移植虽然也是肌皮瓣移植的一种，但是与普通皮瓣有所区别，除了需要评价皮瓣的成活外，还需对肌皮瓣的功能进行评价，因此评价更复杂。评价主要包括三个方面：一是普通皮瓣的评价，详见第三章；二是运动功能的评价，包括肌力、关节运动幅度；三是生活质量评价量表，详见第六章。本节主要关注功能性肌肉移植重建肩肘运动功能的评价，手部功能的评价可参考本章第二节。

（一）功能性肌肉移植重建肩关节功能评价

（1）中华医学会手外科分会上肢周围神经功能评定试用标准（2000 年）（见本章第三节）。

（2）Constant-Murley 肩关节评分是目前临床常用肩关节功能评价方法，但主要是针对肩关节疾病、外伤患者设计的，可以作为功能性肌肉移植重建肩关节功能评价的参考。该评分包括主观和客观两部分，分别占35%、65%。该评分满分为100分，分别由疼痛（15分）、功能活动（20分）、活动范围（40分）、外展肌力（25分）4个子量表组成（表4.41）。分数越高表明肩关节功能越好。

表4.41　Constant-Murley 肩关节评分标准

项　目	得分	项　目	得分
1. 疼痛（15分）		（2）侧方上举（10分）	
无	15	0°～30°	0
轻微	10	31～60°	2
中等程度	5	61°～90°	4
严重	0	91°～120°	6
2. 功能活动（20分）		121°～150°	8
（1）日常生活活动（10分）		151°～180°	10
能够完全正常工作	4	（3）外旋（10分）	
睡眠没有影响	2	手在头后且肘在前	2
能够完全正常运动	4	手在头后且肘在后	4
（2）手臂姿势（10分）		手在头顶且肘在前	6
到腰部	2	手在头顶且肘在后	8
到剑突	4	所有姿势均可	10
到颈部	6	（4）内旋（10分）	
到头顶	8	手背触到大腿外侧	0
超过头顶	10	手背触到半边臀部	2
3. 活动范围（40分）		手背触到腰骶部	4
（1）前方上举（10分）		手背触到腰部（腰3）	6
0°～30°	0	手背触第12胸椎处	8
31°～60°	2	手背触到肩胛区（颈7）	10
61°～90°	4	4. 外展肌力（25分）	
91°～120°	6	＿＿＿磅（1磅＝0.45千克）	25
121°～150°	8		
151°～180°	10		

（二）功能性肌肉移植重建肘关节功能评价

（1）中华医学会手外科分会上肢周围神经功能评定试用标准（2000年）（见本章第二节）。

（2）Mayo 肘关节功能评分标准。这是由 Morrey 于1992年提出的，当时用于评价肘关节成形术治疗类风湿性关节炎的效果。该评分满分为100分，包括疼痛45分、运动功能20分、稳定性10分、日常活动25分（表4.42）。分级标准：优，≥90分；良，75～89分；中，60～74分；差，60分。该评分系统目前已经广泛应用于肘关节周围骨折的疗效评价中。

表4.42 Mayo肘关节功能评分标准

功能评价内容	得分	满分
疼痛（45分）		
无疼痛		45
轻度疼痛：偶尔疼痛		30
中度疼痛：偶尔疼痛，需服用止痛药，活动受限		15
重度疼痛：丧失活动能力		0
运动功能（20分）		
运动弧在100°以上		20
运动弧在50°～100°		15
运动弧在50°以下		5
稳定性（10分）		
稳定：没有明显的内翻外翻不稳		10
中度不稳：内外翻不稳＜10°		5
重度不稳：内外翻不稳＞10°		0
日常活动（25分）		
梳头		5
吃饭		5
个人卫生		5
穿衬衣		5
穿鞋		5
总分（100分）		100

第六节 其 他

一、脑瘫术后功能评价

（一）脑瘫概论

脑性瘫痪是因脑部损害所引起的一种综合征，是婴幼儿的常见病。本病是脑在发育尚未成熟时的一种非进行性发作的，但不可逆的改变，可引起神经、肌肉功能障碍，智力低下，瘫痪，听觉、视觉障碍，以致语言和学习困难等。由于损害的部位不一，神经受损的程度不同，故临床表现也不一样，主要有痉挛型、手足徐动（舞蹈病样）型、共济失调型和强直型四类。其中，以痉挛型脑瘫最为常见，占总数的65%～73%。康复训练及矫形手术是脑瘫肢体功能恢复的主要手段。就目前而言，康复训练的技术与方法已基本趋于一致，而手术方式有较大的变化，对其疗效的评价也非完全一致。对于脑瘫患者，尤其是小儿脑瘫患者的物理检查及一些特殊检查，存在着许多不确定因素，如疾病本身、精神状态、环境因素、既往治疗的情况等。因此很难把握对脑瘫患者的肢体功能评价的客观性，根据现有的评价标准也只有很有临床经验的医生能够做到较为准确的判断。

（二）临床常用的脑瘫功能评价

1. 粗大运动功能分级系统

粗大运动功能分级系统（gross motor function classification system，GMFCS）通过评价脑瘫患儿在日常生活中坐位、体位转移和移动的能力，来客观地反映粗大运动功能障碍对日常生活能力的影响，尤其注重于坐位（躯干控制）和行走能力。粗大运动功能分为五个等级，各级运动功能水平之间的区别是根据以下3个方面来判断的：①功能受限；②是否需要辅助技术，包括移动辅助器具（如助行器、拐杖和手杖）和轮椅等；③活动质量降低程度。脑瘫患儿分为4个年龄组（小于2岁、2～4岁、4～6岁、6～12岁），每个年龄组又根据患儿运动功能的表现划分为5个级别：Ⅰ级，能够不受限制地行走，但是在完成更高级的运动技巧上受到限制；Ⅱ级，能够不需要使用辅助器械行走，但是在室外和社区内的行走受到限制；Ⅲ级，使用辅助移动器械行走，在室外和社区内的行走受到限制；Ⅳ级，自身移动能力受限，在室外和社区内使用电动移动器械行走；Ⅴ级，即使在使用辅助技术的情况下自身移动仍然严重受限。研究显示，GMFCS对于1岁以上脑瘫患儿粗大运动发育有较好的预测作用；且该系统对于年龄分组较细，适用于各个年龄组脑瘫患儿的平衡能力评价。

2. 粗大运动功能测试量表

粗大运动功能测试量表（gross motor function measure，GMFM）是1989年Russell制定的一种用来评价脑瘫儿童粗大运动功能变化的临床测量方法，可用于5个月以上的脑瘫儿童。熟悉本方法的人实施GMFM可能需要45～60 min，可分次进行，1周内完成即可。评价的环境应使孩子感觉舒适，空间要足够大，以容纳必要的用品和使孩子能自由地活动（如一个项目要求孩子跑4～5 min再返回），地面要平整、稳定。因为GMFM是设计用于测量儿童经过一段时间的变化，所以重要的是使每次评价时的环境和条件尽可能一致。整个量表共88项评定指标，分五个运动功能区：A区为卧位运动功能及部分原始反射残存，包括17个项目（51分）；B区为坐位下的运动功能，包括20个项目（60分）；C区为爬行与跪位运动功能，包括14个项目（42分）；D区为站位运动功能，包括13个项目（39分）；E区为走、跑、跳及攀登运动功能，包括24个项目（72分）。每项内容均按4级评分：0＝不能进行，1＝少量完成（＜10%任务），2＝部分完成（完成20%～90%），3＝全部完成。评定结果包括：①能区百分比＝能区实际得分/能区总分×100%；②总百分 = （%A + %B + %C + %D + %E）/5；③能区月百分比 = （本次能区百分比 - 前次能区百分比）/N（间隔月数）。能区月百分比能够反映平均每个月功能改善的幅度，较敏感地反映应治疗效果。五个功能区均反应患儿不同功能状态下的平衡功能状况，可较全面地评价脑瘫儿肢体运动功能状况与异常姿势反射及异常运动模式的情况。大量研究表明，GMFM 在评价脑瘫患儿的粗大运动功能中具有良好的信度和效度。

GMFM 分功能区评价，采用 4 级评分法，能够较好地反映出脑瘫患儿粗大运动发育的细微变化，5 个功能区的设定方法对康复训练方案的设定也有指导意义。但是，GM-FM 仅测量粗大运动功能，并不能有效地反映运动功能的表现特征。即仅能反映因时间而出现的运动方式的改变（数量的改变），而不能反映运动质量的改变。在临床进行康复治疗后或使用辅助器具来完成运动功能时常常提高的是运动的质量而非数量，这使 GMFM 在临床应用时具有一定的局限性。

3. 脑瘫儿童手功能分级系统

脑瘫儿童手功能分级系统（manual ability classification system，MACS）是目前国际上最为常用的脑瘫儿童手功能分级方法，由瑞典 Eliasson 等于 2006 年发表。相关研究显示，MACS 与其他手功能评价方法具有较高的相关性，可以有效地划分脑瘫儿童不同的手功能障碍状况。MACS 注重评价脑瘫儿童在不同日常生活领域中手功能的典型表现，已被证实可以可靠地评价脑瘫儿童在学校环境中的手功能表现，评价结果与家庭日常生活自理能力的表现相关。也有研究显示，与粗大运动功能分级（GMFCS）相比，MACS 的稳定性较低，可能是由于 MACS 更易受个人和环境因素的影响，也可能与评级内容相对简化、没有年龄分组有关。

MACS 参照 GMFCS 的分级方法，同样有五个级别，Ⅰ级为最高级，Ⅴ级为最低级。年龄适用范围为 4～18 岁脑瘫儿童。专业人员和家长对瑞典和澳大利亚 168 例 4～18 岁脑瘫儿童患儿的评价证明，MACS 有着良好的专业人员评价者间信度（$icc = 0.97$），与家长间也具有良好的信度（$icc = 0.96$）。MACS 的具体内容为：

Ⅰ级：能轻易成功地操作物品，最多只在手的操作速度和准确性、操作轻易性上表现出能力受限，然而这些受限不会影响日常活动的独立性。

Ⅱ级：能操作大多数物品，在完成质量和速度方面受到一定影响；在避免某些活动或完成某些活动时，可能有一定难度，但会采用另外的操作方式。手部能力通常不会限制日常生活的独立性。

Ⅲ级：操作物品困难，需要帮助或活动、操作速度慢，在质量或数量上能有限程度地完成活动。如果对活动进行准备和调整，仍能独立进行操作。

Ⅳ级：在调整的情况下可以操作有限的简单物品，通过努力可以完成部分活动，但是完成的成功率有限。部分活动需要持续的支持和帮助或调整设备。

Ⅴ级：不能操作物品，进行简单活动的能力严重受限，完全需要辅助。

Ⅰ级与Ⅱ级间的区别：Ⅰ级患儿在操作非常小、非常重或易碎物品时手的能力可能受限，这些操作需要仔细的精细运动控制或双手间的有效协调。在新的、不熟悉的情况下也可能出现操作受限。Ⅱ级患儿能完成的操作几乎与Ⅰ级一样，但在操作时质量下降或速度较慢。双手间的功能差异会影响操作的有效性。Ⅱ级患儿通常会尽量简单地操作物品，如采用平面支持手部的操作方法，取代通过双手进行物品操作。

Ⅱ级与Ⅲ级间的区别：Ⅱ级患儿虽然在操作速度和质量上有所下降，但能操作大多数物品。Ⅲ级患儿由于伸手或操作物品能力受限，通常需要他人帮助做好活动准备和（或）调整环境；不能进行某些活动，其独立程度与周围环境的支持程度相关。

Ⅲ级与Ⅳ级间的区别：当预先做好环境安排，得到监护和充足的时间时，Ⅲ级患儿能完成一些选择性的活动。Ⅳ级患儿在活动中需要持续帮助，最多能够有意义地参与某些活动的部分内容。

Ⅳ级与Ⅴ级间的区别：Ⅳ级患儿能完成某些活动的一部分，但是需要持续的帮助。Ⅴ级患儿最多在特殊的情况下能参与某些简单动作，如只能按简单按钮。

4. 王秋根脑瘫下肢功能评分系统

王秋根于1998年提出脑瘫下肢功能评分系统。该评分系统比较简单、客观、全面地对痉挛性脑瘫的下肢功能进行评价，具有较强的临床可操作性，易于掌握。但该评分系统缺乏对下肢畸形状态的描述，因为脑瘫发展至青少年期的患者在中国常见，往往并发较严重的软组织挛缩与骨关节畸形改变，单纯实施选择性脊神经后根切除术（SPR）改善痉挛，畸形并不能得到有效矫正。儿童脑瘫评分易受到患儿的精神状态及检查医生的主观感受的影响。

该评分系统以痉挛为临床特征性症状，以其是否消失作为临床评价指标，包括肌张力状态（Ashworth评分法）、尖足行走或站立现象、腱反射亢进现象、踝阵挛、病理性巴宾斯基征、交腿现象。该评分系统如表4.43所示。

表4.43 王秋根脑瘫下肢功能评分系统

项目	评分	标　准
坐姿	5	能独立无依靠坐好，直腿挺胸，左右转动稳定
	4	能自己无依靠坐好，但不能挺胸，左右转动稳定
	3	单手扶持可坐稳
	2	双手扶持可坐稳
	1	双手扶持坐不稳
站姿	5	可以稳定自行站立，左右转动不倒
	4	可以稳定自行站立，左右转动不稳或倒下
	3	可单手扶持稳定站立
	2	可双手扶持站立
	1	双手扶持不能站稳
步姿	5	能独立行走，上下楼不借助扶手
	4	能独立行走，上下楼单手借助扶手
	3	单手扶持自行行走
	2	双手扶持自行行走，包括横行移步
	1	双手扶持不能自行行走

续表

项目	评分	标 准
	5	可独立下蹲起立不倒
	4	可独立下蹲起立，但不稳定，易倒
下蹲站立	3	可单手扶持下蹲起立
	2	可双手扶持下蹲起立
	1	双手扶持不能下蹲起立

5. 张雪非脑瘫剪刀步下肢功能评分系统

张雪非于2006年提出脑瘫剪刀步下肢功能评分系统。该系统全面评价了痉挛型脑瘫的下肢剪刀畸形及功能状况，但过于复杂，临床难以掌握推广，且对具体评分难以恰当地界定。10分法容易造成评分的混乱，如果改为5分法则可大大提高实际应用的可操作度。脑瘫患者的年龄、精神状态一定程度上影响了恰当、客观地评价肢体功能。该系统包括对髋关节、膝关节、踝关节、立姿、蹲姿、躯干、下肢、膝、足和上下楼等10个项目的评价，满分100分（表4.44）。

表4.44 张雪非脑瘫剪刀步下肢功能评分系统

项目	9～10分	7～8分	5～6分	4分
髋关节 （10分）	无屈曲 外展40°～50°	无屈曲 外展40°～50°	屈曲5° 外展10°～29°	屈曲6°～15° 外展9°以下
膝关节 （10分）	无屈曲 伸膝动作协调	无屈曲 伸膝动作基本协调	无屈曲 伸膝动作尚协调	屈曲5° 能主动伸屈
踝关节 （10分）	无下垂 无内外翻 背伸、跖屈60°～70°	无下垂 无内外翻 背伸、跖屈40°～59°	无下垂 无内外翻 背伸、跖屈20°～39°	轻度下垂 轻度内外翻 背伸、跖屈19°以下
立姿 （10分）	无脊柱畸形 无骨盆畸形 闭双眼能单腿站立	无脊柱畸形 无骨盆畸形 睁眼能单腿站立5 s	无脊柱畸形 无骨盆畸形 睁眼能单腿站立3 s	轻度脊柱畸形 轻度骨盆倾斜能矫正 能单腿站立
蹲姿 （10分）	蹲起活动正常且协调	蹲起活动基本 正常且协调	扶物能行 蹲起活动	扶物能站立
躯干 （10分）	无摇摆	略有摇摆， 能自行纠正	摇摆明显， 尚能自行纠正	摇摆严重， 不能自行纠正
下肢 （10分）	无划弧，无牵曳	无划弧	划弧，牵曳明显， 尚能自行纠正	划弧，牵曳 明显，可纠正
膝 （10分）	无交叉，无 相蹭，协调	无交叉，膝稍 僵硬，能协调	无交叉，双膝 稍僵硬，能协调	无交叉，双膝 僵硬，基本协调
足 （10分）	着地正常， 步向角15°	着地正常， 步向角10°～14°	着地基本正常， 步向角5°～9°	着地基本正常， 步向角小于4°
上下楼 （10分）	独立上下楼， 步态协调	独立上下楼， 步态基本协调	扶持能上下楼， 步态尚可	可上下楼， 较费力

6. Ashworth 肌张力评价系统

临床中有许多评价痉挛程度的指标，但大部分未得到广泛应用和认可。Ashworth 于 1978 年提出的肌张力评价系统简单易学，无须其他附加的设备和技术，得到比较广泛的认可。Ashworth 测试是通过对患肢肌肉紧张程度进行测试，得出 0～4 级的评分，测试时令患者处于舒适的坐姿或仰卧，对肢体双向运动中牵张反射和肌肉紧张程度进行评价。

Ashworth 评价系统是一种通过手工测试，靠检查者的主观感觉来评定痉挛病情级别的指标。该方法分级比较粗糙，可靠性不是很高（表4.45）。从统计学意义上看，评分有向中间级别（2～4 级）集中的趋势，评价的敏感性受到一定的影响。根据文献报道及作者的临床观察，这种量表用于上肢痉挛评定的信度优于对下肢的评定。

表4.45　Ashworth 肌张力评价系统

等级	评价标准
0 级	肌张力无增加，被动活动患肢在整个范围内均无阻力
1 级	肌张力轻微增加，被动活动患肢到终末端时有轻微阻力，然后呈现最小的阻力或释放
2 级	在大部分运动范围内肌紧张程度有明显增加，但尚可很容易地移动受累肢体
3 级	肌紧张显著增加，难以移动受影响的肢体
4 级	受影响的肢体很僵硬，屈伸移动很困难

二、健侧颈 7 神经移位修复上干术后大脑皮层运动中枢转化的临床评价系统

健侧颈 7 神经移位修复臂丛神经撕脱伤在临床上常用。其中一个缺陷为其所支配肌肉的收缩功能需要健侧上肢用力内收或（和）用力握拳，大脑运动支配皮层的功能转化对患者能否灵活、独立应用患侧上肢所重建的功能至关重要。大脑运动支配皮层的功能转化需要 PET 或 fMRI 检查证实，当然，也可通过临床观察进行评价。由于目前临床上尚无此方面的评价标准，以下标准（表4.46）供参考。

表4.46　大脑皮层运动支配中枢转化临床评价系统

分级	描述
I 期	健侧颈 7 神经移位所重建肌肉的收缩和运动功能，需要健侧上肢用力内收时才能完成，此期为患肢同侧大脑皮层运动中枢支配区
II 期	健侧上肢放松，患肢仍能自主完成健侧颈 7 神经移位所重建肌肉的运动功能（肌力 3 级或以上），此期为大脑皮层运动中枢的临床转化期
III 期	当健侧上肢用力内收时，健侧颈 7 神经移位所重建的肌肉功能已无收缩或肌力小于 2 级，此期为摆脱同侧大脑皮层运动中枢支配区

续表

分级	描　　述
Ⅳ期	可自主、单独地完成健侧颈7神经移位同时重建的两个或两个以上功能中的一个动作，此期为大脑皮层运动中枢功能分化期

资料来源：王树锋、栗鹏程、陆健等：《健侧 C7 神经根经椎体前移位修复臂丛上干损伤的中期临床随访》，《中华骨科杂志》2008 年第 11 期，第 931～935 页。

三、神经疼痛评价

疼痛是一种常见的不舒适形式。鉴于未缓解的疼痛会给患者造成多方面的损害，国际上已将疼痛定义为继体温、脉搏、呼吸、血压四大生命体征之后的第五生命体征。影响疼痛的主观感受因素很多，同一个人不同时期的疼痛感受和不同人在同等疼痛强度下的疼痛感受差异很大，有时难以评价。由于疼痛给患者造成多方面的损害和影响，因此有必要掌握正确的疼痛评价方法，选取正确的评价工具。

（一）疼痛评价原则

（1）相信患者的主诉是评价疼痛的关键。疼痛是患者的主观感受和情感体验，患者的主诉是最可靠、最有效的疼痛评定依据。因此，评价疼痛时自始至终都要相信患者，鼓励其讲出疼痛的经历，并以患者的主观感受和主诉作为最重要的评价资料。

（2）注意评价患者的精神心理状况。在了解患者的病史时应观察患者的精神状态及分析有关心理社会因素，以便做出相应的支持治疗。

（3）收集全面、详细的疼痛病史。在观察到或患者主诉疼痛时，护士应配合医生询问病史，进行详尽的体格检查，对疼痛及相关因素做全面评价。

（4）教会患者正确地使用疼痛评价工具。大多数疼痛评价工具的运用都是由患者自主报告的，故应教会患者使用评价工具，以便能准确地了解疼痛状况。在住院期间对一名患者使用同一种疼痛评价工具。

（二）疼痛评价方法

1. 单维度评价量表

（1）视觉模拟评分法（VAS）。VAS 是在一条直线（约 10 cm）的两端分别用文字注明"不痛"和"剧痛"，让患者根据自己的痛觉在线上标记出疼痛程度。VAS 是一种简单、有效的测量方法，它已广泛应用于临床和研究工作中。VAS 的信度已经被许多研究所证实，具有较高的信效度。虽然 VAS 是一种简单有效的测量方法，但需要抽象思维，用笔标记线时需要必要的感觉、运动及知觉能力，应用于老年人时不成功应答率较高。因此，VAS 可能不适合于文化程度较低或认知损害者。

（2）数字评定量表（NRS）。通过询问患者，让患者自己圈出一个最能代表自身疼痛程度的数字。其程度分级标准为：0 分为无痛，1～3 分为轻度疼痛，4～6 分为中度疼痛，7～8 分为重度疼痛，10 分为疼痛最剧烈。此方法在国际上较为通用，尤其是青少年比较适用。文献认为其信度及效度优于其他量表而推荐用于癌痛患者的疼痛评价。

（3）语言描述评分量表（VRS）。该方法是采用形容词来描述疼痛的强度，将疼痛分为不同的程度，如轻微疼痛、中度疼痛、中重度疼痛、重度疼痛和最剧烈的疼痛，每个形容词都有相应的评分，以便于定量分析疼痛。VRS适用于临床简单的定量测评疼痛强度及观察疗效。

2. 多维度评价量表

疼痛体验是一种多方面的、复杂的、综合的主观感受，任何一个单维度的评价量表都不可能综合测量疼痛体验的各个方面。多维度评价量表包括疼痛体验的若干组成部分，最经常用于疼痛的研究。多维度评价量表评价疼痛对患者生活的多个方面的影响，如情绪、精神、日常活动、人际关系、睡眠质量等。

（1）McGill疼痛情况调查问卷（MPQ）。MPQ是众所周知的多维度疼痛评价工具，包括四类20组78个疼痛描述词，以强度递增的方式排列，从感觉、情感、评价和非特异类四个方面因素以及现时疼痛强度（PPI）进行较全面的评价。MPQ的优点是能测定疼痛的多种因素；缺点是文字比较抽象，理解相对复杂，要求患者具备一定的文化水平。由于MPQ太长，研究人员又设计了McGill疼痛问卷简表（SF-MPQ）（表4.47），其包含15个描述语及测定疼痛强度的PPI和VAS。SF-MPQ具有较高的效度，操作更加简便，是护士用于了解初次住院的患者疼痛状况的评价表。它将疼痛程度用目测直观疼痛标尺表示，并在印好的人体正面、背面、侧面图上画出疼痛的部位（患者或护士画），护士记录疼痛的时间、性质、止痛措施及疼痛对患者的食欲、睡眠、注意力、情绪、社交活动的影响，包括22个类别，每个类别按程度分为0～10。经反复应用表明该问卷设计合理、实用性强。

表4.47　McGill疼痛问卷简表

疼痛的性质	疼痛的程度（无→极度）									
1. 跳痛	0	1	2	3	4	5	6	7	8	9	10
2. 枪击样痛	0	1	2	3	4	5	6	7	8	9	10
3. 针刺痛	0	1	2	3	4	5	6	7	8	9	10
4. 锐痛	0	1	2	3	4	5	6	7	8	9	10
5. 痉挛性痛	0	1	2	3	4	5	6	7	8	9	10
6. 咬痛	0	1	2	3	4	5	6	7	8	9	10
7. 热灼痛	0	1	2	3	4	5	6	7	8	9	10
8. 酸痛	0	1	2	3	4	5	6	7	8	9	10
9. 坠痛	0	1	2	3	4	5	6	7	8	9	10
10. 触痛	0	1	2	3	4	5	6	7	8	9	10
11. 撕裂样痛	0	1	2	3	4	5	6	7	8	9	10
12. 软弱无力	0	1	2	3	4	5	6	7	8	9	10
13. 厌烦	0	1	2	3	4	5	6	7	8	9	10
14. 害怕	0	1	2	3	4	5	6	7	8	9	10
15. 受罪、惩罚感	0	1	2	3	4	5	6	7	8	9	10

续表

疼痛的性质	疼痛的程度（无→极度）									
16. 电击样痛	0	1	2	3	4	5	6	7	8	9	10
17. 冷痛	0	1	2	3	4	5	6	7	8	9	10
18. 刺骨痛	0	1	2	3	4	5	6	7	8	9	10
19. 轻触即痛	0	1	2	3	4	5	6	7	8	9	10
20. 瘙痒	0	1	2	3	4	5	6	7	8	9	10
21. 麻刺痛	0	1	2	3	4	5	6	7	8	9	10
22. 麻木	0	1	2	3	4	5	6	7	8	9	10

（2）简明疼痛调查表（BPI）。BPI 包括有关疼痛原因、疼痛性质、对生活的影响、疼痛的部位等描述词，以及上述 NRS（0～10 级）描述疼痛程度，从多方面进行评价。它是一种快速多维的测痛与评价方法，该调查表一般需要 5～15 min 去完成，适用于各人群和患者。

简明疼痛评价量表（BPI）

患者姓名：_____　病案号：_____　诊断：_____

评价时间：_____　评价医师：_____

1. 大多数人一生中都有过疼痛经历（如轻微头痛、扭伤后痛、牙痛）。除这些常见的疼痛外，现在您是否还感到有别的类型的疼痛？

（1）是　　　　（2）否

2. 请您在下图中标出您的疼痛部位，并在疼痛最剧烈的部位以"×"标出。

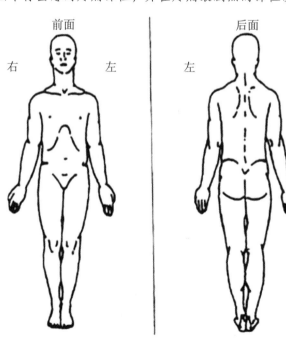

3. 请选择下面的一个数字，以表示过去 24 小时内您疼痛最剧烈的程度。

（不痛）0　1　2　3　4　5　6　7　8　9　10（最剧烈）

4. 请选择下面的一个数字，以表示过去 24 小时内您疼痛最轻微的程度。

（不痛）0　1　2　3　4　5　6　7　8　9　10（最剧烈）

5. 请选择下面的一个数字，以表示过去 24 小时内您疼痛的平均程度。

（不痛）0　1　2　3　4　5　6　7　8　9　10（最剧烈）

6. 请选择下面的一个数字，以表示您目前的疼痛程度。

（不痛）0　1　2　3　4　5　6　7　8　9　10（最剧烈）

7. 您希望接受何种药物或治疗控制您的疼痛？

---

8. 在过去的 24 小时内，由于药物或治疗的作用，您的疼痛缓解了多少？请选择下面的一个百分数，以表示疼痛缓解的程度。

（无缓解）0　10%　20%　30%　40%　50%　60%　70%　80%　90%　100%（完全缓解）

9. 请选择下面的一个数字，以表示过去 24 小时内疼痛对您的影响。

（1）对日常生活的影响

（无影响）0　1　2　3　4　5　6　7　8　9　10（完全影响）

（2）对情绪的影响

（无影响）0　1　2　3　4　5　6　7　8　9　10（完全影响）

（3）对行走能力的影响

（无影响）0　1　2　3　4　5　6　7　8　9　10（完全影响）

（4）对日常工作的影响（包括外出工作和家务劳动）

（无影响）0　1　2　3　4　5　6　7　8　9　10（完全影响）

（5）对与他人关系的影响

（无影响）0　1　2　3　4　5　6　7　8　9　10（完全影响）

（6）对睡眠的影响

（无影响）0　1　2　3　4　5　6　7　8　9　10（完全影响）

（7）对生活兴趣的影响

（无影响）0　1　2　3　4　5　6　7　8　9　10（完全影响）

3. 神经性疼痛的评价

（1）利兹神经病理性症状和体征评分（Leeds assessment of neuropathic symptoms and signs，LANSS）。LANSS 量表用于区分神经性疼痛和伤害感受性疼痛，由疼痛问卷和感觉检查两部分组成，有 7 个条目，总分 24 分。疼痛问卷调查需要询问患者在过去一周对疼痛感觉如何，包括 5 个条目：①是否觉得皮肤疼痛感觉异常，如范围较大的刺痛、麻刺痛和针刺痛等；②疼痛部位的皮肤是否异常，如有斑点、发红等；③疼痛是否使得皮肤对触觉感觉异常，如轻擦皮肤时感觉不愉快、穿紧身的衣服会感到疼痛等；④静止不动时是否会没有原因地感到突然的疼痛，如电击样感觉、跳痛、爆发性疼痛等；⑤是否觉得疼痛部位的皮温感觉异常，如发热、灼热等。如果与描述的疼痛感觉一致，只需要回答"是"，5 个条目的得分依次为 5 分、4 分、3 分、2 分、1 分；不一致回答"否"，得 0 分。

痛觉测试主要包括痛觉异常的评价和改变针刺点阈值的测试。痛觉异常的评价方法为：用脱脂棉在非疼痛区域和疼痛区域轻轻擦过，如果非疼痛区域感觉正常，而疼痛区域被划过时感到疼痛或是不愉快的感觉（如刺痛、恶心），则评价为感觉异常。改变针刺点阈值的测试方法为将 2 mL 注射器所配的 23 号针头轻轻地放在非疼痛区域和疼痛区域，评价患者的反应。如果非疼痛区域感到尖的针刺痛，但疼痛区域感觉不同，如没有感觉、纯痛（阈值较高）、非常疼痛（阈值较低），则评价为针刺点阈值的改变。如果两个区域都没感到针刺痛，将注射器与针头连接，加大力量，重复测量。回答"否"得 0 分，回答"是"分别得 5 分、3 分。总分为疼痛问卷和感觉检查的得分之和，总分最高 24 分。如果评分 <12 分，表明神经病理性机制不是造成患者疼痛的原因；评分 >12 分，表明神经病理性可能是导致患者疼痛的原因。

利兹神经病理性症状和体征评分（LANSS）

此疼痛评分有助于判断传导您疼痛信号的神经是否工作正常。如果需要采用不同治疗方法以控制您的疼痛，查明这一点尤为重要。

A. 疼痛问卷

●回想您在过去一周所感觉到的疼痛是怎样的。

●请说出以下任一描述是否与您的疼痛相符。

1. 您的皮肤是否有令人不愉快的奇怪的疼痛感觉？例如范围较大的刺痛、麻刺痛、针刺感等。

（1）否　　　　　　　　　　　　　　　　　　　　　　（0）

（2）是　　　　　　　　　　　　　　　　　　　　　　（5）

2. 疼痛部位的皮肤看起来和其他部位的皮肤有没有不同？例如有没有色斑或者看起来更红。

（1）否　　　　　　　　　　　　　　　　　　　　　　（0）

（2）是　　　　　　　　　　　　　　　　　　　　　　（4）

3. 疼痛使受累的皮肤对抚摸异常敏感吗？例如轻擦皮肤时有不适感或者穿紧身衣时出现疼痛。

（1）否　　　　　　　　　　　　　　　　　　　　　　（0）

（2）是　　　　　　　　　　　　　　　　　　　　　　（3）

4. 当您静止不动时疼痛会没有任何明显原因就突然爆发性发作吗？例如电击样、挑痛或爆发痛。

（1）否　　　　　　　　　　　　　　　　　　　　　　（0）

（2）是　　　　　　　　　　　　　　　　　　　　　　（2）

5. 您感觉疼痛部位的皮肤温度是否有异常变化？例如热或烧灼感。

（1）否　　　　　　　　　　　　　　　　　　　　　　（0）

（2）是　　　　　　　　　　　　　　　　　　　　　　（1）

B. 感觉检查

皮肤敏感性检查即通过与对侧或邻近非疼痛部位相比，检查疼痛部位是否存在痛觉超敏以及针刺阈值（PPT）的变化。

1. 痛觉超敏

用脱脂棉先后轻擦非疼痛部位和疼痛部位，检查痛觉反应。轻擦时，如果非疼痛部位感觉正常，而疼痛部位有痛觉或不适感（麻刺痛、恶心），则存在痛觉超敏。

（1）否，无痛觉超敏。 （0）

（2）是，仅疼痛部位存在痛觉超敏。 （5）

2. 针刺阈值（PPT）变化

将 2 mL 注射器所配的 23 号针头（蓝针）先后轻置于非疼痛部位和疼痛部位，通过比较两者的反应来判断针刺阈值。如果非疼痛部位有尖锐的针刺感，但疼痛部位的感觉有所不同，如没有感觉/仅有纯痛（PPT 升高）或非常痛（PPT 降低），则存在 PPT 变化。如果两个部位都没有针刺感，将针头套在注射器上以增加重量并重复试验。

（1）否，两个部位的感觉相同。 （0）

（2）是，疼痛部位存在 PPT 变化。 （3）

评分：

将括号内有关感觉描述和检查所见得到的分值相加得到总分，总分（最高 24 分）：_____

如果评分 <12，神经病理性机制不太可能造成患者的疼痛；如果评分 >12，神经病理性机制有可能造成患者的疼痛。

（2）神经性疼痛 4 问卷（douleur neuropathique 4 questionnaire，DN4）。DN4 问卷包括两个部分，即自我描述和临床检查，共 4 个问题，10 个条目。前 7 个条目为患者的自我描述，后 3 个条目来自临床检查。4 个问题为：①疼痛是否有以下一个或多个特点（烧灼感、痛性发冷、电击样感觉）；②在同一区域，疼痛是否伴有以下一个或多个症状（麻刺痛、针刺痛、麻木、瘙痒）；③疼痛是否位于体格检查时可能有一个或多个感觉异常的区域（触觉减退、刺痛觉减退）；④在疼痛区域，以下因素是否会引起或增加疼痛感（轻触）。每项条目的肯定应答为 1 分，否定应答为 0 分，总分为所有条目相加，共 10 分。总分 >4 分是区分神经性疼痛和非神经性疼痛的临界点。

DN4 问卷

请完成以下 4 个问卷，在每个条目后勾选出一个答案。

访谈患者

问题 1：疼痛是否有以下一个或多个特点？

是　否

1—烧灼感
2—痛性发冷
3—电击样感觉

问题 2：在同一区域，疼痛是否伴有以下一个或多个症状？

是　否

4—麻刺痛

5—针刺痛

6—麻木

7—瘙痒

检查患者

问题3：疼痛是否位于体格检查时可能有一个或多个感觉异常的区域？

是　　否

8—触觉减退

9—刺痛觉减退

问题4；在疼痛区域，以下因素是否会引起或增加疼痛感？

是　　否

10—轻触

（三）疼痛评价的意义

首先，询问患者的疼痛程度，相信他们所描述的疼痛并给予及时的物理或止痛药物治疗。使用有效的疼痛量表进行疼痛评价，并把记录的结果作为疼痛治疗策略制定和实施的基础。单维度的疼痛程度评价量表主要用于急性疼痛管理，慢性疼痛的管理中则更普遍应用多维度的疼痛评价量表。在疼痛评价后予以治疗，其后再次进行评价以判断疗效，对患者的疼痛进行持续的治疗和再评价。

（负责人：秦本刚）

第五章　肢体严重创伤评分系统和术后功能评价

第一节　肢体严重创伤术前评分

对创伤患者全身状况进行充分的评价后，可针对肢体受伤部位进行详细评价。在评价时，应小心除去覆盖在创面周围的衣物，充分暴露受伤部位，并在无菌、光线充足的条件下进行评价；尽量在适宜的温度下对创面进行评价，以减少低温对血管的影响；对于创伤严重患者，可在麻醉状态下进行评价。在评价的过程中，应注意与健侧进行对比。

一、对软组织的评价

临床上对软组织的评价应该由浅到深依次进行，需依次评价皮肤、肌肉、肌腱、神经、血管和骨骼。

（一）皮肤损伤的评价

1. 浅表创面的评价

对患者皮肤的评价应从四个方面入手：肤色、毛细血管再充盈、肿胀度和皮温。对皮肤的评价需要与健侧做对比。

（1）肤色。正常皮肤主要的颜色由三个因素决定：①皮肤内各种色素的含量与分布状况；②皮肤血液内氧合血红蛋白与还原血红蛋白的含量；③皮肤的厚度及光线在皮肤表面的散射现象。

决定皮肤颜色的主要因素是黑素，黑素是皮肤中黑素细胞产生的一种色素。皮肤中的色素还包括胡萝卜素等。不同种族的人群色素沉积程度不同，但起决定性作用的因素并不是黑素细胞的多少，而是黑素小体的数量、大小、分布及黑素化程度。

胡萝卜素呈黄色，多存在于真皮和皮下组织内。亚洲人皮肤的颜色多与之有关。不同部位的皮肤因胡萝卜素的含量不同而呈现出不同的颜色。氧合血红蛋白呈鲜红色，在缺氧时（还原血红蛋白）会变成暗红色，皮肤颜色也随之改变。

如果损伤后皮肤变蓝，提示皮肤存在损伤，但存活可能较大；如果损伤后皮肤变灰、变黑，则提示损伤超过皮肤所能承受的缺血程度，存活可能极小。

（2）毛细血管再充盈。毛细血管再充盈的检查方法是用手指或者器械轻压皮肤，然后迅速放开。印记在 3 s 内消退是正常的。消退过快或过慢分别提示静脉淤血或动脉供血受阻。

（3）肿胀和皮温。通常，无论是皮肤擦伤、挫伤还是淤血，都会使局部毛细血管扩张，组织液渗出增加，皮肤肿胀明显，皮温升高。如果患者为动脉损伤，则局部皮肤灌注减少，可不表现为肿胀，皮温反而降低。

皮温测定可以用手掌，也可以用专业的皮温测定仪测量，手掌可以感受到 1 ℃以上的皮温差别，皮温测定仪则要灵敏得多。但是，皮温测量一定要将患肢暴露在常温环境下，避免因外界环境过高或过低的温度而引起误差；测量时，还需要参考临近部位的皮温，并且反复测量，与对侧同一部位比较，这样测出的结果才有较大的参考价值。

2. 大面积皮肤撕脱伤

大面积的皮肤撕脱伤临床上并不少见，上肢的皮肤撕脱伤多见于工厂机器伤，下肢的皮肤撕脱伤则多见于交通事故。根据皮肤损伤的形态，一般可以将皮肤撕脱伤分为片状撕脱伤、套状撕脱伤和潜行剥脱伤。

（1）片状撕脱伤。受损皮肤呈大片样撕脱，皮肤和筋膜瓣呈顺行或逆行，营养皮肤的血管可有广泛损伤或断裂，肌肉、肌腱及血管等深部组织可保持完整或伴有不同程度的挫裂伤。若皮瓣呈逆行，长宽比较大，则皮瓣坏死可能较大。

（2）套状撕脱伤。受损皮肤连带皮下组织自损伤肢体的近端向远端或自远端向近端呈"脱袖套"或"脱袜套"样撕脱，深部组织的肌肉、肌腱或血管等多有损伤，皮肤血液供应常受到严重破坏，若不进行显微外科干预，其成活往往较为困难。

（3）潜行剥脱伤。受损皮肤多保持完整，可有很小的伤口或挫伤，但皮下与深筋膜间有广泛潜行性的剥脱分离，严重者可达整圈肢体。由于该类损伤的伤口很小，甚至没有伤口，因而极易造成漏诊，常见于股骨、胫骨高能量骨折，数日后就会逐渐出现皮肤软组织全层坏死。潜行剥脱多与深层组织损伤导致大量出血有关，因而早期做皮下组织内广泛引流，可促进皮肤软组织与深筋膜黏附，消除死腔，从而大大减少皮肤软组织逐渐坏死的风险。

值得注意的是，这三种损伤往往会同时发生，在皮肤大片撕脱的周围还存有套状撕脱或隐匿性的潜行剥脱，因而在术前评价时一定要仔细辨别皮肤软组织损伤的边界。

（二）肌肉损伤的评价

肌肉的血供是判断肌肉活性的重要指标之一。因此，在对肌肉血供进行评价时，应在止血带松开时进行。对无活性的肌肉应予以彻底清除，否则肌肉的坏死部分会为细菌的生长和繁殖提供良好环境，进而引发严重的感染。目前，临床上对肌肉血供的评价最常使用的是"4C"法。

（1）颜色（color）。缺血的肌肉颜色呈灰色或暗红色，而不是正常肌肉的鲜红色。

（2）收缩性（contractility）。正常的肌肉在电刺激或机械刺激下有良好的收缩能力；如果收缩减弱或者消失，则提示肌肉损伤或者坏死。

（3）连续性（consistency）。有活力的肌肉具有良好的韧性，轻轻牵拉不至肌肉分离；韧性丢失是一种肌肉长时间缺血的表现。

（4）出血（capacity of bleed）。正常肌肉在钳夹后有出血点，如没有出血则提示肌肉损伤坏死。

（三）肌腱损伤的评价

肌腱是把肌肉连接到效应骨或其他结构的束状物或膜状物。其主要作用是将肌腹收缩产生的力传导至骨，使骨产生相应的运动。肌腱损伤是常见的运动创伤，也是临床软组织损伤中的常见类型。急性的肌腱损伤可分为肌腱和/或腱止点的肌腱损伤或肌腱断裂。

对于肌腱的评价主要通过体格检查和术中探查。若患者有肌腱损伤，则无法做出该肌腱完好才能做出的动作，因此要求医生清楚每一肌腱的作用，否则可能遗漏某些肌腱。由于人体的复杂性，同一动作可能由多组肌腱协同完成，即使患者可以做出相应动作也并不代表该处肌腱完好。急诊中若见肌腱处有伤口，尤其是刀切伤，均建议行肌腱探查术。如若探查有肌腱损伤，应一期进行修补。肌腱组织的血供主要来自腱鞘组织，且肌腱组织对缺血十分敏感，短时间缺血（>6 h）即可发生坏死。因此，对于肌腱外露的部位，应及时予以具有良好血供的软组织进行覆盖。

（四）神经损伤的评价

周围神经损伤是指由外伤造成神经传导功能障碍，表现为躯干或四肢的感觉、运动及交感神经功能障碍。通过对支配区域内的肌肉运动或皮肤感觉进行体格检查，可对周围神经损伤做出定性判断。

1. 运动功能检查

神经损伤后，其所支配的肌肉呈退缓性瘫痪，主动运动、肌张力和反射均消失，但关节活动可能会被其他肌肉所替代。因此，应仔细检查每一块肌肉的肌力来加以判断。目前，临床上应用最广泛的肌力评级系统将肌力分为6级（表5.1）。

表 5.1　Lovett 肌力检查的分级

肌力	表现
0	级完全瘫痪，测不到肌肉收缩
1级	仅测到肌肉收缩，但不能产生动作
2级	肢体能在床上平行移动，但不能抵抗自身重力，不能抬离床面
3级	肢体可以克服地心吸收力，能抬离床面，但不能抵抗阻力
4级	肢体能做对抗外界阻力的运动，但不完全
5级	肌力正常

此外，由于某些肌肉的肌力下降会导致关节周围肌力不平衡，在临床上会出现一些特殊的畸形，如桡神经损伤导致的垂腕畸形，正中神经损伤引起的猿手畸形，尺神经损伤引起的爪形手畸形，腓总神经损伤引起的足下垂畸形，等等。

2. 感觉功能检查

急诊医生通常是通过对四肢皮肤的触觉和痛觉的检查来评价周围神经的感觉功能。由于感觉神经纤维在走行过程中相互交叉、重叠支配，神经损伤后，实际感觉完全消失的范围较小。若神经部分损伤，则感觉障碍表现为感觉减退、过敏或异常。因此，在对感觉功能进行检查时，不仅要按照一定顺序，如从远端到近端逐段检查，而且还要注意与健侧对比。传统的触觉检查方法为让患者闭目，检查者用棉花或软毛笔对其体表的不同部位进行接触，询问患者有无感觉；检查痛觉时则用大头针或尖锐的物品轻轻刺激皮肤，询问患者有无疼痛感。若医生对神经损伤不确定，可进行超声检查以评价神经的连续性或者在术中探查评价。

（五）血管损伤的评价

四肢血管损伤可通过肢体远端的皮肤颜色、温度、毛细血管回流试验和动脉搏动来判断。若皮肤苍白，皮温降低，毛细血管回流缓慢或消失，动脉搏动消失，提示动脉损伤；若皮肤青紫肿胀，皮温略升高，毛细血管回流加快，动脉搏动尚正常，则怀疑由于静脉损伤导致回流障碍。开放性的动脉破裂，多表现为伤口附近的搏动性或喷射性出血，血液呈鲜红色；但若患者呈休克状态，则出血不明显，仅持续渗出鲜红色血液。静脉破裂的出血压力较小，且血液呈暗红色，压迫可以止血。若动脉损伤后出血栓塞，临床常表现为"5P"征：疼痛（pain），苍白（paleness），无脉（pulselessness），感觉异常（paresthesia），运动障碍（paralysis）。

对于动脉损伤的辅助检查，比较方便并且有效的方法是双功能多普勒超声。双功能多普勒超声可以检查到肢体远端动脉不能清楚搏动触及的部位，判断是否有血流通过。通过软件分析，双功能多普勒超声可将患肢与健侧的收缩期血流情况相比较，并计算出患肢的动脉压力指数（API）。Lynch 和 Johansen 认为，如果 $API < 0.9$，则有极大的可能发生动脉血管损伤，其敏感度为95%，特异度为97.5%。

（六）软组织评价研究进展

血氧饱和度和氧分压可以反映组织的血运状况和氧合作用，前者与局部静脉血内的氧合血红蛋白的含量有关，后者与细胞间隙内的氧合量有关。应用 Clark 微电极或光纤微探针，通过荧光淬灭染色技术，可以很容易地测定局部软组织表面和内部的氧分压。但这种测量方法为有创性检查，而且探针放置不当会导致结果变化较大。检测氧饱和度最常用的方法是近红外分光光度仪，原理是根据氧合血红蛋白与还原血红蛋白的吸收光线的波长不同进行测定。该检查为无创性，可在软组织表面或伤口附近对皮肤和肌肉内的氧饱和度进行测定。另一种观察软组织血运的方法是通过向血管内注射荧光染料（如靛氰绿）作为示踪剂，然后使用激光诱导染料发出荧光，再用带有相应滤镜的摄影机进行记录，计算机对接收到的荧光信号强度进行分析，从而量化软组织内的血流灌注情况。

虽然血管造影术仍可用于检查周围动脉的通畅性，但近年来 CT 和 MRI 技术的快速发展，使得四肢直径 >1 mm 的动脉均可得到精细的显影，还可以进行 3D 重建。64 层螺旋 CT 扫描技术可以在显示血管的同时，精确地观察骨折的形态，尤其是评价复杂的关节内骨折，这样就可大大减少急诊检查所需的时间。高分辨 MRI 扫描通常用于肌肉、肌腱、半月板和韧带损伤的评价，也可结合血管造影技术评价血管损伤情况。与 CT 相比，MRI 的优点是没有放射性；缺点是数据采集耗时久、费用昂贵，不适于急诊创伤患者。

超声不仅可用于评价神经、肌腱的连续性，还可以用于观察血管管腔的直径和通畅性。激光多普勒超声还可以计算出单位时间内的血流量，绘制出血流图。虽然超声检查易于实施，甚至骨科医生也可操作，但该检查较费时，而且容易受到外部因素（如周围温度和光线）的影响。

二、骨折的评价

临床上对骨折的评价很多时候是通过对骨折分类来完成的。四肢每一部位的骨折都有很多分类方法，目前最系统的分类方法是 AO 骨折分类系统。该系统对每一种具体的骨折，都会制定一个数字–字母编码，来表示骨折的部位（骨的节段）、骨折的类型和骨折的形态学特点，不仅可以记录骨折，还可以帮助医生从生物力学和生物学角度来了解骨折的发生过程，并指导临床治疗。

根据骨折断端是否与外界相通，骨折可分为闭合性和开放性两类。

（一）闭合性骨折的评价

临床上对闭合性骨折的评价应用最广的是 AO 分类方法和 Tscherne 分类方法。

AO 分类方法发展了一个解剖分级系统，包括对皮肤、肌肉肌腱、血管神经系统的评价。对于闭合性骨折，则在分型前使用前缀 IC，在之后加上 1～5 的分级（表5.2）。

表5.2　AO 软组织分级：闭合皮肤损伤（IC）

分型	描　　述
IC1	无皮肤损伤
IC2	无皮肤损伤但有挫伤
IC3	有限的脱套伤
IC4	广泛的闭合性脱套
IC5	挫伤坏死

Tscherne 分类方法则将闭合性骨折分为四级：

G0：无或仅有不重要的软组织损伤，多由间接机械性损伤所致，如病理性骨折；

GⅠ：表皮擦伤或骨折端从内向外刺入软组织，如未复位的螺旋形小腿骨折；

GⅡ：污染的深度损伤，直接暴力所致局部皮肤肌肉挫伤，可伴有骨筋膜室综合征，常见于中度、重度直接创伤，如汽车保险杠撞伤；

GⅢ：广泛皮肤挫裂伤，挤压伤或肌群毁损，皮下潜行分离，多伴有明显的骨筋膜室综合征，或者有一条主要动脉血管损伤，属严重损伤，骨骼粉碎。

（二）开放性骨折的评价

临床上对开放性骨折应用最广泛的是 Gustilo-Aderson 分类和 AO 分类方法。

Gustilo-Aderson 系统将开放性骨折分为三型：

Ⅰ型：伤口长度 <1 cm，一般为比较干净的穿刺伤，骨尖自皮肤内穿出，软组织损

伤轻微，无碾挫伤，骨折较简单，为横断或短斜行，无粉碎。

Ⅱ型：伤口长度 >1 cm，软组织损伤较广泛，但无撕脱伤，亦无形成组织瓣，软组织有轻度或中度碾挫伤，伤口有中度污染，中等程度粉碎性骨折。

Ⅲ型：软组织损伤广泛，包括皮肤、肌肉及血管、神经，有严重污染。此型又可进一步分为三个亚型：ⅢA型，有广泛的撕脱伤及组织瓣形成，或为高能量损伤，不管伤口大小，骨折处有适当的软组织覆盖；ⅢB型，广泛的软组织损伤和伴有骨膜剥脱和骨暴露，伴有严重的污染，需要软组织覆盖；ⅢC型，伴有需要修复的动脉损伤。

在 AO 评分系统中，对于开放性骨折，则在分级系统前使用前缀 IO，在之后加上 1～5 的分级（表5.3）。

表5.3　AO 软组织分级：开放皮肤损伤（IO）

分型	描　　述
IO1	皮肤由内向外破裂
IO2	皮肤裂口 <5 cm，皮缘挫伤
IO3	皮肤裂口 >5 cm，皮缘挫伤变性加重
IO4	皮肤全层挫伤、撕脱、软组织映损，肌腱、肌肉损伤
IO5	广泛脱套

（三）骨筋膜室综合征的诊断和评价

骨筋膜室综合征是指由于间室内压力升高导致血液循环障碍，造成间室内肌肉、神经等组织持续缺血而引起的一系列临床表现。骨筋膜室综合征的漏诊往往会带给患者灾难性的后果，如缺血性肌挛缩、感觉和运动障碍、肢体坏死截肢、败血症，甚至危及生命。因此，对骨筋膜室综合征的早期诊断极为重要。但急性骨筋膜室综合征的临床表现并不典型，而且常合并有其他损伤，很难在早期做出明确诊断。

早期的临床表现以局部为主，只有当肌肉缺血时间较久，已经发生不可逆的坏死时，全身的症状才会出现，如发热、心率加快、血压降低、血沉加快和蛋白尿等。对于神志清楚的患者，早期症状通常是与损伤程度不相符的剧痛，这是间室内神经受压和缺血的重要表现。有的患者在骨折复位后疼痛有明显减轻，但在数小时之后再次出现剧烈的疼痛。如果早期未予以及时的治疗，骨筋膜室综合征发展到晚期，患者疼痛反而可减轻甚至无疼痛。急性骨筋膜室综合征的体征包括疼痛、肌肉被动牵拉痛、受累神经支配区域感觉减弱、受累肌肉肌力减弱和间室肿胀。与骨折本身引起的体征不同，急性骨筋膜室综合征的间室内压力很大，即使在远离骨折部位的地方触压也可引起受累间室的剧烈疼痛。此外，被动牵拉痛也是诊断急性骨筋膜室综合征的可靠指标。需要特别注意的是，对于不伴有动脉损伤的急性骨筋膜室综合征，肢体远端动脉搏动很少会消失。因为急性骨筋膜室综合征的间室内压通常不会超过动脉的收缩压，穿行于间室内的主干动脉不会完全闭塞，因此肢体远端动脉搏动和毛细血管充盈正常并不能排除急性骨筋膜室综合征。

急性骨筋膜室综合征的诊断金标准是组织压的测定。百余年来，多种针对组织内压的测量仪器已被多位学者报道。早期，采用针式压力计直接测量骨筋膜室内的组织压，但该种方法需要进行持续灌注，如果临床使用不当可能会导致严重的并发症。后来，有学者设计了烛芯式导管测压计、裂隙式导管测压计和便携式测压计，不需要持续灌注就能测量组织压。然而，这些测压方法都是有创检查。近年来，激光多普勒被用于监测间室内血流变化，并与对侧比较。临床上，如果发现间室内压力绝对值 > 8 mmHg 或血管舒张压与间室内的压力差值 < 30 mmHg，通常可以考虑间室切开减压。根据该标准，McQueen 等回顾了 850 例持续骨筋膜室压力监测的患者，其中 152 例患者行骨筋膜室切开减压，其中仅有 6 例被认为是假阴性；在 698 例未行骨筋膜室切开的患者中，689 例患者无任何骨筋膜室综合征的后遗症。最终分析结果是骨筋膜室压力测定的敏感性达94%，特异性达98%，阳性预测值为93%，阴性预测值为99%。

三、截肢或保肢的选择

四肢的严重创伤，特别是下肢毁损伤，广泛累及骨骼、肌肉、神经、血管和皮肤等重要结构，究竟是选择保肢还是截肢治疗，经常让医生和患者陷入两难境地。因为在技术层面上，显微外科技术的发展使得越来越多的毁损伤有可能进行保肢和重建；但其最终疗效是否优于截肢，患者获得的收益是否大于其承担的风险和痛苦，这仍是未知数。

毁损伤治疗的目的首先是挽救生命，其次是重新获得一个有功能的肢体，而后者既可以通过显微外科技术来实现，也可以通过截肢后安装合适的假肢来替代。一味盲目地强调保肢可能会毁掉患者的一生。同样，激进的截肢会使患者丧失保肢的机会，丧失获得良好肢体功能的机会，尤其是在面对上肢严重创伤和儿童肢体严重创伤时。

（一）损伤评分系统

临床上已有一系列的评分系统用于评价肢体损伤的程度，如肢体损伤严重程度评分（mangled extremity severity scoring，MESS）、保肢指数（limb salvage index，LSI）、预期保肢指数（predictive salvage index，PSI）、汉诺威骨折量表 – 98（Hanover fracture scale-98），肢体损伤综合指数（mangled extremity syndrome index，MESI），以及神经损伤、缺血、软组织损伤、骨骼损伤、休克和年龄评分（nerve injury，ischaemia，soft tissue injury，skeletal injury，shock，age system，NISSSA）等，以帮助医生做出保肢或截肢的抉择。但这些评分系统与疗效的相关性并不理想，对临床决策的指导意义也非常有限。

目前使用最广泛的 MESS 评分系统是通过对患者的骨骼/软组织、血压、缺血和年龄四个方面进行评分（表5.4），得分 > 7 分，预期截肢率可高达100%；得分 < 7 分，则推测有较高的保肢成功率。然而，近年来，很多学者提出 MESS 高分并不一定意味着要截肢。笔者所在的创伤中心，每年都有众多 MESS > 7 分的患者保肢成功，且功能良好的案例。

表5.4　MESS 评分系统

项目	分级	表　现	分数
骨骼/软组织	低能量	刺伤、简单闭合骨折、小口径枪击伤	1
	中等能量	开放或多水平骨折、脱位、中度挤压伤	2
	高能量	霰弹射击伤（近距离）、高速枪击伤	3
	严重挤压伤	工程事故	4
血压	血压正常	现场和医院中血压稳定	0
	一过性低血压	急救时低血压，补液后好转	1
	持续低血压	收缩压 <90 mmHg，仅在补液时才有反应	2
缺血	无	肢体搏动存在，无缺血体征	0*
	轻度	脉搏减弱，无缺血体征	1*
	中度	毛细血管再充盈减慢，运动能力减弱	2*
	重度	无脉、冰冷、瘫痪、麻木、无毛细血管再充盈	3*
年龄	<30 岁		0
	30～50 岁		1
	>50 岁		2

说明：＊如果缺血时间超过 6 h，则缺血分数需要 ×2。

这些评分系统各有侧重，但没有一种能够对每个特定病例都做出正确的判断。因为肢体伤情各异，尽管可以评价并根据结果也许能够预测肢体存活的可能性，但是不足以做出截肢的决断。近年来，众多学者不仅考虑保肢的技术问题，还更多地从肢体功能、医疗费用和社会心理等方面更加理性地对保肢/截肢进行判断。

（二）LEAP 研究

1994 年，由美国国立卫生研究院资助的下肢评价项目（lower extremity assessment project，LEAP）是目前最权威的多中心、大样本、前瞻性临床观察研究。LEAP 在 8 个 Ⅰ级创伤中心共纳入 601 例下肢（股骨远端以下水平）高能量损伤患者，不仅详细记载了这些患者的个人信息、肢体损伤程度和治疗经过，并采用疾病影响程度量表（sickness impact profile，SIP）对治疗效果进行评价。SIP 是一种多维度的患者健康自我评价量表，分为 12 个项目，涵盖生理和心理评价，是创伤后患者预后评价的可靠指标。对 2 年随访的 545 例患者进行分析，发现截肢组 161 例患者和保肢重建组 384 例患者的社会人口学特征相似，差异不具有统计学意义；两组的 SIP 评分无显著性差异，恢复工作的比例也没有显著性差异。项目的后续研究对 397 例患者进行了 7 年的随访，仍然发现两组患者（保肢组 280 例，截肢组 117 例）的 SIP 评分差异无统计学意义；但与 2 年随访的 SIP 相比，两组患者的结果均有明显恶化。同时，LEAP 项目还发现保肢组的重复住院率、骨髓炎发生率和再手术率均显著高于截肢组，这提示对毁损肢体进行保肢重建，将延长患者治疗周期，并增加发生潜在并发症的风险。LEAP 还对临床上常用的一系列评分系统进行了可靠性评价，发现 MESS、LSL PSI、HFS 和 NISSSA 的可信度并不高，评分低提示保肢成功的可能较大，而评分高不意味着必须截肢。因此，这些评分结果并不能作为保肢或截肢的决定性指标。

值得注意的是，LEAP 项目本身也存在很多局限性。首先，这是一项前瞻性的病例对照研究，不能兼顾考虑两组患者的创伤严重程度差异，如截肢组患者的肢体损伤程度较保肢组更为严重。其次，在纳入标准上，LEAP 仅纳入了 16～69 岁患者，排除了儿童和 70 岁及以上患者；在病例选择上，仅考虑股骨远端以下水平的下肢严重创伤，同时排除了格拉斯哥昏迷评分 <15 分的患者、脊髓损伤的患者和损伤 >24 h 的患者。最后，这些治疗是在全美 8 个 I 级创伤中心完成的，这些中心都具有良好的医疗设施和经验丰富的创伤团队。所以，在考虑治疗选择时，医院的条件和医生的技术也是不可忽略的因素。

（三）下肢

目前，大多数讨论保肢和截肢的文献都是针对开放性胫骨骨折（Gustilo ⅢB、Gsutilo ⅢC）、足踝部的毁损伤以及膝关节周围的严重创伤，这也是临床上最常见的截肢/保肢类型。目前认为截肢的绝对指征是钝性或污染性的创伤性肢体离断、严重创伤患者的肢体毁损伤、伴有动脉损伤的挤压伤且热缺血时间 >6 h。相对适应证包括骨或软组织的严重缺失和预计需要多次重建手术的严重多发伤患者的开放性胫骨骨折等。传统上认为胫神经离断或者足底感觉丧失也是截肢的适应证。但 LEAP 研究发现，足底感觉丧失的患者保肢治疗的预后与足底感觉良好患者的预后并无显著性差异，而且，大约一半患者会在伤后 2 年内恢复足底感觉。Bosse 等的研究也证实了这一点，通过对 55 例足部感觉丧失患者的随访，他们发现保肢组（26 例）的总体功能、生理学和社会心理学评分，与截肢组（29 例）相比并无显著性差异，甚至与足部感觉正常的保肢患者（同期匹配）相比，也无显著性差异；2 年后，大约 55% 的患者恢复了正常的足底感觉。因此，胫神经损伤或足底感觉丧失并不能作为截肢的主要参考指标。

（四）上肢

上肢的保肢/截肢策略与下肢明显不同。下肢截肢主要是老年患者，伴有晚期糖尿病或者周围血管疾病；上肢截肢的患者多较年轻，全身情况较好。上肢和下肢功能和形态学上的差异，也决定了不能简单地将下肢毁损伤的评分系统用于上肢，肢体的严重创伤发生在上肢时更倾向于保肢，而不是截肢。一个主要原因就是上肢对肢体特别是手的灵活性要求很高，这与现代假肢之间的差异仍然很大，保肢成功肢体的功能总是优于截肢后安装假肢；这种差异在下肢则相对较小。在 Tintle 等医学中心，750 例下肢截肢患者中有超过 15% 是在保肢成功后主动要求截肢的；同一时间段内，仅有 2 例上肢保肢成功后主动要求截肢。另一个原因是下肢用于负重行走，对两侧肢体的等长要求很高，上肢则无此要求。因而，在保肢早期就可通过短缩截骨来直接修复血管、神经或实现软组织覆盖，从而大大缩短治疗时间，并避免诸多并发症。Graham 等的研究证实了上肢保肢后的功能要优于截肢后安装假肢；进一步的分析还发现，如果术前预计术后可以恢复手指的抓捏功能，那么保肢的效果肯定优于截肢后安装假肢；如果术前预计术后难以恢复手指的抓捏功能，那么保肢的效果与截肢后安装假肢相当。

（五）儿童

尽管关于儿童保肢/截肢的比较研究和讨论较少，但目前大多学者认为儿童肢体毁损伤的处理与成人不完全相同。因为儿童尚处于生长发育阶段，肢体对缺血的耐受程度比成人强，有利于保肢，截肢指征应从严掌握。Stewart 等回顾了 2000—2010 年间 20 例儿童肢体毁损伤的患者，病例纳入标准与 LEAP 项目类似，通过详细的医疗记录来评价目前成人肢体毁损伤的评分系统，结果发现无论是 MESS，还是 LSI、PSI、HFS-98 或 NISSSA，特异性都很差，很多根据评分建议截肢的患者现都已保肢成功。这说明针对儿童肢体毁损伤，不能简单地将成人肢体毁损伤的评分系统应用于儿童，更不能作为判断儿童截肢的主要参考。

（六）其他影响因素

治疗肢体毁损伤，除了要考虑患者的损伤部位和严重程度外，还要考虑以下因素。

1. 心理归属

一项针对下肢保肢和截肢效果比较的荟萃分析纳入了 11 项研究，共 1138 例患者，其中保肢重建组 369 例，截肢组 769 例，经过至少 2 年的随访，结果发现在生理功能上两组之间无显著性差异；但在患者的心理接受度上，保肢重建组明显优于截肢组。这说明患者对肢体追求的不仅仅是生物学功能，还有心理上的归属感。

2. 医疗费用

医疗费用是医生和患者在选择治疗方案时必须考虑的问题。一般来说，保肢重建往往需要多次复杂手术，住院和康复时间均较长，产生的医疗费用自然较多。相比而言，截肢术所直接产生的费用就少得多。但是，LEAP 项目在对保肢和截肢患者的整体医疗费用进行统计后发现，截肢后患者的终身医疗费用是保肢患者的 3 倍。这可能与截肢后安装的假肢价格昂贵，且需要终身不断更换有关。

3. 患者背景因素

在肢体严重创伤的处理过程中，处于主导地位的骨科医生不能只关注疾病的治疗，还要与患者进行良好的沟通，了解患者的职业、生活方式、家庭经济状况和社会关系等。证据表明，无论患者接受保肢重建手术还是截肢手术，高龄、贫困、吸烟、缺乏医疗保险、重复住院、文化水平低、社会关系差都是患者术后功能差的危险因素。所以，医生在与患者沟通时，还要告知患者保肢术后很可能需要漫长的康复过程、多次手术、重复住院等，因为急诊患者常常最关心的是尽力保留肢体，而对其相关的治疗方案和康复过程并不了解。

4. 医院和医生因素

在选择治疗方案时，特别是在决定进行保肢重建时，医生必须考虑自身团队的创伤整体处理能力。肢体毁损伤的患者往往是多发伤患者，需要多学科通力协作；还需要急诊一期修复血管和神经，同时固定骨折，并考虑软组织覆盖等。此外，在一期修复时还必须为二期重建手术做好铺垫，而不能仅考虑肢体存活。即使决定截肢，也要求医生为截肢后残端的重建和安装假肢设计好截肢平面，而绝不是机械地"去除"毁损肢体。这就需要医生具有娴熟的显微外科操作技术。

5. 假肢技术的发展

决定截肢或保肢的一个重要因素就是假肢所能实现的肢体功能替代的比例。一般来说，下肢的假肢强调负重和行走，替代功能较好；特别是膝关节以下水平的假肢替代功能最好，而膝关节以上水平的假肢替代功能较差。因而，医生在下肢截肢时要尽力保留膝关节，甚至有时需要创造性地重建膝关节。上肢强调灵活，特别是手指的精确抓捏，假肢在这方面的替代功能很差，因而上肢的毁损伤强调保肢。但其他技术的发展，也可能为上肢截肢的患者带来福音，如截肢后复合组织移植来再造手的功能，甚至国外也有同种异体手移植成功的案例。

2012 年，加拿大 Richard Buckley 教授在 AO 创伤中国高级培训班上就肢体毁损伤的治疗做了精彩报告，他认为目前的所有研究并未就保肢或截肢给出明确的答案，而是客观地描述了当前技术条件下的保肢重建和截肢 + 假肢的优缺点（表 5.5）。他个人认为，如果保肢重建的预期治疗 > 1 年，预计手术次数 > 7 次，则更倾向于截肢。

表 5.5　保肢重建和截肢 + 假肢的优缺点

保肢或截肢	优　　点	缺　　点
保肢重建	下肢功能和截肢组相似，但有较好的心理接受度；上肢重建功能多优于截肢和假肢	康复时间长，多次手术，并发症较多；医疗费用昂贵；对医生的技术要求较高
截肢 + 假肢	下肢功能和保肢重建组相似，而且康复较快，并发症较少，对手术技术的要求相对较低	医疗费用视假肢设计而定，终身假肢费用可能多达保肢重建组的 3 倍；心理接受度较差；有幻肢痛和残肢痛的可能

综上所述，针对肢体的严重创伤，目前尚无保肢或截肢的明确标准，但治疗的目的都是努力获得一个有功能的肢体。这既可以通过高超的显微外科技术来实现，也可以通过恰当的截肢后佩戴假肢来实现。这就需要骨科医生在临床工作中因病施治，因人而异。即面对每一个患者，医生都要认真评价其全身状态和肢体损伤严重程度，结合医生自己的技术和条件，与患者进行良好的沟通，告知保肢和截肢的治疗方案及其利弊，最终与患者共同做出决定。

第二节　上肢功能评价

一、与肩关节功能相关的全身评价的健康测定系统

与肩关节功能相关的全身评价的健康测定系统，其最初的目的都是用来评价全身的功能，包括体力、脑力、社交及幸福感等生活质量评价，都是采用问卷形式。调查评价可以通过电话或者信函形式进行，也可以用于门诊或病房的患者。

（一）SF-36 量表

详见本书第六章。

（二）诺丁汉健康描述表（NHP）

20世纪80年代，英国诺丁汉大学社会医学教研室创建诺丁汉健康调查表（NHP，表5.6、表5.7）。设计的目的是评价个人对卫生保健的需求和保健的效果，共45条，内容包括6个方面（38条目）的个人体验（睡眠、身体活动、精力、疾病、情绪反应和社会孤独感）和7个方面（7条目）的日常生活活动（职业、家务、社会生活、家庭生活、性活动、兴趣和爱好、休假）。

表5.6　NHP量表第一部分

维度	问题	权重	维度	问题	权重
身体活动	只能在室内走	11.54	睡眠	需要安眠药辅助睡眠	23.37
	弯腰困难	10.57		早晨很早就醒	12.57
	根本不能行走	21.30		晚上大部分时间睡不着	26.26
	上下楼梯很困难	10.79		很长时间才能入睡	16.10
	伸手拿东西很困难	9.30		晚上睡得很晚	21.70
	自己穿衣服很困难	12.61	社会生活	感到孤独	22.01
	长时间站立很困难	11.20		很难与别人相处	19.36
	户外活动时需要帮助	12.69		没有亲密朋友	20.13
精力	成天感到疲倦	39.20		感到自己对别人是种负担	22.53
	做什么事情都费力	36.80		很难与他人相处	15.97
	很快就筋疲力尽	24.00	情绪反应	有些事情使您崩溃	10.47
疼痛	晚上感到疼痛	12.91		没有什么事使您高兴	9.31
	有难以忍受的疼痛	19.74		感到很紧张	7.22
	改变体位时疼痛	9.99		日子过得很慢	7.08
	走路时感到疼痛	11.22		这些天容易发脾气	9.76
	站立时感到疼痛	8.96		感到自己不能控制情绪	13.99
	有持续性疼痛	20.86		烦恼使自己晚上睡不着	13.95
	上下楼梯时疼痛	5.82		感到自己已经没有价值	16.21
	坐着时感到疼痛	10.49		醒来时感到压抑	12.01

表5.7　NPH量表第二部分

编号	维度	问题
1	工作	您的健康状况是否影响到您的工作？（指有收入的工作）
2	照顾家庭	您的健康状况是否影响到您照料家庭？（如清洗与烹饪、修理等）
3	社会生活	您的健康状况是否影响到您的社会生活？（如逛街、拜访朋友等）
4	家庭生活	您的健康状况是否影响到您的家庭生活？（与家庭成员的关等）

续表

编号	维度	问 题
5	性生活	您的健康状况是否影响到您的兴趣爱好？（如体育、艺术、工艺等）
6	兴趣和爱好	您的健康状况是否影响到您的性生活？
7	休假	您的健康状况是否影响到您度假？（如节假日、周末休息等）

二、全肩关节评价系统

全肩关节评价系统着重于肩关节功能障碍的描述，不局限于某个或某种疾病，可用于各类疾病造成的肩关节功能障碍。它可分为两类：一类是由患者使用的问卷形式评价系统，另一类是由医生使用的包括临床症状、体征与功能的综合评价系统。

1. 肩关节疼痛和功能障碍指数（SPADI）

（1）第一部分：疼痛评分（表5.8）。患者自己回答下列问题，用 0～10 分来评价疼痛的程度，0 分 = 不痛，10 分 = 非常痛。

表5.8 疼痛评分

项 目	评分
1. 最严重的时候有多痛？	
2. 躺在患侧时有多痛？	
3. 去拿高处物品时有多痛？	
4. 触碰自己脖子后面时有多痛？	
5. 患肢推东西时有多痛？	

说明：疼痛总分 = 得分/50 × 100%（如果有问题没答则除以可能的总得分。例如，有一个问题未答时则除以40）。

（2）第二部分：功能障碍评分（表5.9）。患者自己回答下些问题，用 0～10 分来描述活动的困难程度，0 分 = 无困难，10 分 = 不能做。

表5.9 功能障碍评分

项 目	评分
1. 自己洗头时有多困难？	
2. 自己洗背时有多困难？	
3. 自己穿汗衫或套头 T 恤衫时有多困难？	
4. 自己穿对襟衬衫时有多困难？	
5. 自己穿裤子时有多困难？	
6. 将物品放在高处时有多困难？	

续表

项　　目	评分
7. 携带 10 kg 或更多物品有多困难?	
8. 从裤子后面的口袋取出钱时有多困难?	

说明:功能障碍总分 = 得分/80 × 100%(如果有问题没答则除以可能的总得分,例如:有一个问题未答时则除以 80)。

总 SPADI 得分 = 得分/130 × 100%(如果有问题没答则除以可能的总得分。例如,有一个问题未答时则除以 130)。

分数越高,表示肩关节功能越差,0 分为正常。

2. 肩关节病情指数(SSI)

肩关节病情指数(SSI)亦称慢性疼痛性肩关节病情指数,用来评价疼痛和肩关节慢性活动障碍。通过公式换算,SSI 中疼痛总分为 30,功能总分为 40,肌力总分为 15,日常活动障碍为 15;后来为慢性疼痛性肩关节病及活动障碍的老年患者和假体置换术后患者进行了部分调整。其重要性在于它是第一个可以评价日常生活中不同情况下的疼痛程度,并且可以根据特定的日常活动来评价功能。如今这项复杂的评分系统已经被简单的评分工具所取代。

3. L'Insalata 肩关节问卷

L'lnsalata 肩关节问卷由美国纽约特种外科医院运动医学科肩关节组设计。该问卷由 21 个问题组成,其中第 1 个问题是对肩关节的总体评价,第 2～5 个问题是关于疼痛的,第 6～11 个问题是关于日常活动的,第 12～14 个问题是关于业余和体育活动的,第 15～19 个问题是关于工作的,第 20 个问题是对肩关节功能的满意程度,第 21 个问题是选择最希望得到改进的两个方面。该问卷的可能总分数是 17～100 分,其中第 20 和第 21 个问题不计入总分。

L'Insalata 肩关节问卷

您的优势手是哪个?　　　　　　您要评价或治疗哪个肩关节?

左　右　　　　　　　　　　左　右　两个都要

请回答以下问题。如果某个问题不适合您,可以不填。

如果您要评价或测量双肩,请分开完成各自的问卷,并在顶部标出左右。

1. 考虑到肩关节对您的影响,说明您的感觉,在下面的水平线(10 厘米)上标出 ×。

非常差 0 |————————————————| 10 非常好

以下几个问题与疼痛相关:

2. 在过去的几个月中,休息时您肩部的疼痛如何?

A. 十分剧烈　　B. 剧烈　　C. 中等程度　　D. 轻微　　E. 无疼痛

3. 在过去的几个月中,活动时您肩部的疼痛如何?

A. 十分剧烈　　B. 剧烈　　C. 中等程度　　D. 轻微　　E. 无疼痛

4. 在过去几个月中,因肩关节而使您无法入睡的频率:

A. 每天　　B. 每周中有几天　　C. 每周一天　D. 每周少于一天　E. 从未发生过

5. 在过去几个月中，肩关节剧烈疼痛的频率：

A. 每天　　B. 每周中有几天　　C. 每周一天　D. 每周少于一天

E. 从未发生过

以下问题与日常活动相关：

6. 与肩部相关的日常生活活动中（如穿衣、洗刷、驾驶、家务活动等），描述您的活动能力：

A. 非常严重限制，几乎不能动　　B. 严重的限制　　C. 中等程度的限制

D. 轻微的限制　　　　　　　　　E. 没有限制

过去几个月中，由于肩部限制您进行下列活动有多困难？（7～11.）

7. 穿或脱套衫：

A. 不能　　B. 非常困难　　C. 中等困难　　D. 稍微困难　　E. 无困难

8. 梳头：

A. 不能　　B. 非常困难　　C. 中等困难　　D. 稍微困难　　E. 无困难

9. 拿高于头部架子上的物品：

A. 不能　　B. 非常困难　　C. 中等困难　　D. 稍微困难　　E. 无困难

10. 用手接触或清洗后背：

A. 不能　　B. 非常困难　　C. 中等困难　　D. 稍微困难　　E. 无困难

11. 举或搬运装满杂物的袋子［3.6～4.5 kg（8～10磅）］：

A. 不能　　B. 非常困难　　C. 中等困难　　D. 稍微困难　　E. 无困难

以下问题与娱乐活动或体育活动相关（12～14.）：

12. 与肩部活动相关的体育或娱乐活动中（如打棒球、打高尔夫球、做有氧运动、做园艺等），描述您的肩关节功能：

A. 非常严重限制，几乎不能动　　B. 严重的限制　　C. 中等程度的限制

D. 轻微的限制　　　　　　　　　E. 没有限制

13. 过去几个月中，由于肩部活动受限，您投球或打网球时有多困难？

A. 不能　　B. 非常困难　　C. 中等困难　　D. 稍微困难　　E. 无困难

14. 列出一项您十分喜欢的体育或娱乐活动，如果有肩关节活动障碍，请选择进行此活动时，肩关节的限制程度：

A. 不能　　B. 非常困难　　C. 中等困难　　D. 稍微困难　　E. 无困难

以下问题与工作相关（15～20.）：

15. 过去几个月中，您主要的工作形式是：

A. 有偿工作（列出类型）　　B. 家务工作　　C. 学业　　D. 无业

E. 由于肩部未工作　　F. 由于其他原因未工作　　G. 退休

如果您回答D、E、F、G，请跳过第16～19题，并继续回答第20题。

16. 过去几个月中，因肩关节而使您无法工作的频率：

A. 每天　B. 每周中有几天　C. 每周一天　D. 每周少于一天　E. 从未发生过

17. 过去几个月中的工作日中，由于肩部障碍而使您不能仔细、高效地工作的频率：

A. 每天 B. 每周中有几天 C. 每周一天 D. 每周少于一天 E. 从未发生过

18. 过去几个月中的工作日中, 由于肩部障碍而使您工作时间变短的频率:

A. 每天 B. 每周中有几天 C. 每周一天 D. 每周少于一天 E. 从未发生过

19. 过去几个月中的工作日中, 由于肩部障碍而使您不得不改变工作方式的频率:

A. 每天 B. 每周中有几天 C. 每周一天 D. 每周少于一天 E. 从未发生过

以下问题与满意度相关:

20. 过去几个月中, 您如何评价您对自己肩关节功能的满意程度:

A. 很差 B. 一般 C. 好 D. 很好 E. 非常好

21. 请标出两处您希望提高的地方 (标 1 代表最需要, 2 代表次需要):

疼痛_____ 日常活动_____ 娱乐体育活动_____ 工作_____

该问卷总分 100 分, 第 1 题总分 15 分, 其中测出从极差处到标记处的长度 (cm), 并乘以 1.5 算出得分。其余各题中有 5 个选项, 从 A 到 E 分别对应 1～5 分。整个问卷除第一题外分为 4 个部分, 每个部分得分为: 每个部分的平均分乘以 2。然后进行权重换算: 疼痛部分 (第 2～5 题) 得分乘以 4, 总分范围为 8～40 分; 日常活动部分 (第 6～11 题) 得分乘以 2, 总分范围为 4～20 分; 娱乐和体育活动部分 (第 12～14 题) 得分乘以 1.5, 总分范围为 3～15 分; 工作部分 (第 16～19 题) 得分乘以 1, 总分范围为 2～10 分; 第 20 题、21 题不计入总分。总的得分范围为 17～100 分。分数越高, 表示肩关节功能越好。

4. 简明肩关节功能测试 (SST)

简明肩关节功能测试 (SST) 是一个简单而又易行的评价工具, 而且对全肩关节功能敏感。SST 已经被证实对评价肩关节退行性疾病有用, 并可以用来评价在此种情况下肩关节修复术的有效性。SST 由 12 个问题组成患者主观评分问卷, 内容包括疼痛和功能活动, 每题只需要选择回答 "是" 或 "否", 回答 "是" 的为 1 分, "否" 的为 0 分。总分 12 分, 分数越高, 表示肩关节功能越好。

简明肩关节功能测试

对下列问题回答 "是" 或 "否":

1. 胳膊放松地放于身体一侧时肩部是否舒服?

2. 肩关节的问题是否可以让您舒适地睡觉?

3. 您是否可以把手塞进后背的衣服中?

4. 您是否可以双手放于头后, 同时肘伸于两边?

5. 您是否可以不屈肘将一枚硬币放在与肩同高的书架上?

6. 您是否可以不屈肘将重 1 磅 (约 0.45 kg) 的物体举至与肩同高的水平?

7. 您是否可以不屈肘将重 8 磅 (约 3.6 kg) 的物体举过头顶?

8. 您用患肢是否可以搬运重 20 磅 (约 9 kg) 的物体?

9. 您用患肢是否可以在不过肩的情况下将小球投出 10 码 (约 9.1 m) 或更远?

10. 您用患肢是否可以在高过头顶的情况下将小球掷出 20 码 (约 18.3 m) 或更远?

11. 您用患肢是否可以清洗对侧肩部的后方?

12. 您的肩关节是否可以允许您进行一般的全日制工作?

5. Constant 肩关节评分系统

Constant 肩关节评分系统主观和客观成分的比例是 35/65。该评分满分为 100 分,分别由疼痛（15 分）、功能活动（20 分）、肩关节活动度（40 分）、肌力（25 分）4 个子量表组成（表 5.10）。分数越高,表示肩关节功能越好。

表 5.10　Constant 肩关节评分系统

项　目	得分	项　目	得分
一、疼痛（15 分）		2. 侧方上举（10 分）	
无	15	0°～30°	0
轻微	10	31～60°	2
中等程度	5	61°～90°	4
严重	0	91°～120°	6
二、功能活动（20 分）		121°～150°	8
1. 日常生活活动（10 分）		151°～180°	10
能够完全正常工作	4	3. 外旋（10 分）	
睡眠没有影响	2	手在头后且肘在前	2
能够完全正常运动	4	手在头后且肘在后	4
2. 手臂姿势（10 分）		手在头顶且肘在前	6
到腰部	2	手在头顶且肘在后	8
到剑突	4	所有姿势均可	10
到颈部	6	4. 内旋（10 分）	
到头顶	8	手背触到大腿外侧	0
超过头顶	10	手背触到半边臀部	2
三、肩关节活动度（40 分）		手背触到腰髋部	4
1. 前方上举（10 分）		手背触到腰部（腰 3）	6
0°～30°	0	手背触第 12 胸椎处	8
31°～60°	2	手背触到肩胛区（颈 7）	10
61°～90°	4	四、外展肌力（25 分）	
91°～120°	6	____磅（1 磅 = 0.45 千克）	25
121°～150°	8		
151°～180°	10		

6. 美国肩肘协会评分系统（ASES）

美国肩肘协会评分系统（ASES）是 1993 年经美国肩肘协会研究通过的肩关节功能评价标准（表 5.11）。该系统是基于 Neer 的工作发展的,是一个需要换算的百分制系统。早期评分方法是基于患者和医生的主客观综合评价，患者自己评价部分有疼痛、稳定性、日常活动，医生评价部分有活动度、体征、力量测试和稳定性。目前评分方法采用基于患者的主观评分，包括疼痛（50%）和累计日常活动度（50%）两部分，满分为 100 分。分数越高，表示肩关节功能越好。

表 5.11　ASES 患者自测部分

一、疼　痛

您的肩部疼痛吗？　　　　　　　　　　　　　　　　　　　　　　　是　　　　　否

标出您的疼痛部位

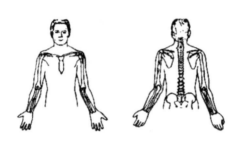

晚上肩部疼痛吗？	是	否
是否接受过止痛药治疗？	是	否
每天吃几片药？	____片	

今天您的疼痛有多严重？（于下图中标出 VAS 评分）

不痛 0 └─┴─┴─┴─┴─┴─┴─┴─┴─┴─┘ 10 非常非常痛

稳　定　性

您感到肩关节不稳定吗（好像脱离原来位置）？　　　　　　　　　　是　　　　　否

您的肩关节有多么不稳定？（于下图中标出 VAS 评分）

非常稳定 0 └─┴─┴─┴─┴─┴─┴─┴─┴─┴─┘ 10 极不稳定

于下面列表中标出做下列动作时的程度（0 = 不能，1 = 非常困难，2 = 有些困难，3 = 没有困难）

二、日常生活活动（双臂分开评价，最大的分为 30 分）	左臂	右臂
1. 穿衣	0　1　2　3	0　1　2　3
2. 睡在受影响侧	0　1　2　3	0　1　2　3
3. 洗背/在背后穿胸罩	0　1　2　3	0　1　2　3
4. 如厕	0　1　2　3	0　1　2　3
5. 梳头	0　1　2　3	0　1　2　3
6. 去拿高处物品	0　1　2　3	0　1　2　3
7. 举 10 磅（4.5 kg）物体过肩	0　1　2　3	0　1　2　3

续表

二、日常生活活动（双臂分开评价，最大的分为30分）	左臂	右臂
8. 举手过肩投球	0 1 2 3	0 1 2 3
9. 工作	0 1 2 3	0 1 2 3
10. 运动	0 1 2 3	0 1 2 3

说明：总得分 = ［（10 – 疼痛 VAS 得分）×5］+［（5/3）×日常生活活动评分］。

7. 牛津大学肩关节评分（OSS）

牛津大学肩关节评分（OSS）由 12 个问题组成问卷，包括疼痛（1～4 题）及功能活动（5～12 题）等内容。每个问题有 5 个备选答案，情况最好为 1 分，最差为 5 分，总分为 12～60 分。分数越高，表示肩关节功能越差。

牛津大学肩关节评分

1. 过去 4 周中，您如何描述因肩关节疾患引起的最严重的疼痛？
A. 不痛　　B. 稍痛　　　C. 中等程度痛　　　D. 剧痛　　　E. 不能忍受

2. 过去 4 周中，因肩关节疾患，您自己穿衣有无困难？
A. 没有　　B. 稍有麻烦　　C. 中等程度麻烦　　D. 特别麻烦　　E. 不能穿

3. 过去 4 周中，因肩关节疾患，您上下车有无困难？
A. 没有　　B. 稍有麻烦　　C. 中等程度麻烦　　D. 特别麻烦　　E. 不能

4. 过去 4 周中，您能否同时使用刀和叉？
A. 是的，很容易　　B. 稍有麻烦　　C. 中等程度麻烦　　D. 特别麻烦
E. 不能使用

5. 过去 4 周中，您能亲自做家务活吗？
A. 是的，很容易　　B. 稍有麻烦　　C. 中等程度麻烦　　D. 特别麻烦
E. 不能

6. 过去 4 周中，您能拿着一个装满食物的盘子穿堂入室吗？
A. 是的，很容易　　B. 稍有麻烦　　C. 中等程度麻烦　　D. 特别麻烦
E. 不能

7. 过去 4 周中，您能用患肢梳头吗？
A. 是的，很容易　　B. 稍有麻烦　　C. 中等程度麻烦　　D. 特别麻烦
E. 不能

8. 过去 4 周中，您如何描述一般情况下肩关节的疼痛程度？
A. 不痛　　　　B. 稍痛　　　　C. 中等程度痛　　　D. 剧痛
E. 不能忍受

9. 过去 4 周中，您能用患肢在衣橱里挂衣服吗？
A. 是的，很容易　　B. 稍有麻烦　　C. 中等程度麻烦　　D. 特别麻烦
E. 不能

10. 过去 4 周中，您能清洁并擦干双臂吗？
A. 是的，很容易　　B. 稍有麻烦　　C. 中等程度麻烦　　D. 特别麻烦

E. 不能

11. 过去 4 周中，肩关节疾患在多大程度上影响您的日常工作（包括家务活）？

A. 一点也没有　　　　B. 一点　　　　　C. 中等程度　　　　D. 极大影响

E. 完全干扰日常工作

12. 过去 4 周中，夜间在床上，您有没有因肩关节疼痛而受影响？

A. 没有　　　B. 只有一或两晚上　　　C. 几个晚上　　　D. 大多数晚上

E. 每晚

8. 加州大学（UCLA）肩关节评分系统

加州大学（UCLA）肩关节评分系统有两个评分系统。一个是 Ellman 用于肩袖损伤修复的终检结果（endresult）评分（表 5.12）。总分为 35 分，其中疼痛 10 分，功能 10 分，主动前屈活动度 5 分，前屈力量测试 5 分，患者满意度 5 分。可以分为 3 个级别：优，34～35 分；良，29～33 分；差，＜29 分。其中，疼痛、功能活动及满意度由患者主观评价，前屈活动度和肌力由医生体检来客观评价。另一个是用于肩关节置换的结果评定，合并了活动度和力量测试，去掉了患者满意度一项。但是人们更愿意使用 Ellman 的方法。

表 5.12　UCLA 肩关节评分系统

功能/治疗反应	评分
疼痛	
持续性疼痛难以忍受，常服用强镇痛药物	1
持续性疼痛可以忍受，偶尔服用强镇痛药物	2
休息时不痛或轻微痛，轻微活动时出现疼痛，经常服用水杨酸制剂	4
仅在重体力劳动或激烈运动时出现疼痛，偶尔服用水杨酸制剂	6
偶尔出现轻微疼痛	8
无疼痛症状	10
功能活动情况（患者主观评价）	
不能使用上肢	1
仅能轻微活动上肢	2
能做轻家务劳动或进行大部分日常生活	4
能做大部分家务劳动、购物、开车；能梳头、自己更衣，包括系乳罩	6
仅轻微活动受限，能举肩工作	8
活动正常	10
患者满意度	
满意，较以前好转	5
不满意，比以前差	0

续表

前屈活动度（医生测量）	
150°以上	5
120°～150°	4
90°～120°	3
45°～90°	2
30°～45°	1
<30°	0
肌力（医生测量）	
5 级（正常）	5
4 级（良）	4
3 级（可）	3
2 级（差）	2
1 级（肌肉收缩）	1
0 级（无肌肉收缩）	0

9. Wolfgang 评分系统

Wolfgang 评分系统是最早的肩关节评分系统之一，比 Rowe 的评分系统早 4 年。该系统分疼痛、活动度（外展）、力量、功能、满意度 5 项，前 4 项各分 5 级（0～4），满意度一项分两级，满意加 1 分，不满意减 1 分。这是一个唯一有减分的系统，也是首次使用患者满意度的系统。

三、特殊疾病评价系统

1. 牛津大学肩关节不稳评分（OSIS）

牛津大学肩关节不稳评分（OSIS）采用问卷形式，从疼痛、功能活动及自我感觉等方面进行评价，并按照时间从最近 6 个月（第 1 题）、最近 3 个月（第 2～7 题）和最近 4 周（第 8～12 题）来分类。Dawson 等认为常规体检难以评定肩关节不稳的程度，问卷方式可以使评分具有更高的可信度和准确性，容易被患者接受，便于随访。统计学分析显示 OSIS 评分有较好的敏感度和可信度。

牛津大学肩关节不稳评分

1. 在过去的 6 个月中，您肩关节脱位的频率：
A. 没有过　　B. 1 次或 2 次　　C. 每月 1 次或 2 次　　D. 每周 1 次或 2 次
E. 每周多于 1 次或 2 次
2. 在过去 3 个月中，由于肩关节的原因，您穿 T 恤或套衫有麻烦吗？
A. 没有　　B. 稍有麻烦　　C. 中等程度麻烦　　D. 特别麻烦　　E. 能穿
3. 过去 3 个月中，您怎么形容您肩关节的最疼痛时的程度？

A. 不痛　　　B. 稍痛　　　C. 中等程度痛　　　D. 剧痛　　　E. 不能忍受

4. 过去 3 个月中，您的肩关节给您的日常生活带来多少麻烦？（包括学习、家务活等）

A. 没有　　　B. 稍有麻烦　　　C. 中等程度麻烦　　　D. 极大麻烦

E. 完全不能进行日常生活

5. 过去 3 个月中，由于担心肩关节脱位，您有无避免一些活动？

A. 没有　　　B. 偶尔　　　C. 有些天　　　D. 大多数天内参与多于一项活动

E. 每天参与多项活动

6. 过去 3 个月中，有没有因肩关节的毛病使您不能去做一些重要的事情？

A. 没有　　　B. 偶尔　　　C. 有些天　　　D. 大多数天内参与多于一项活动

E. 每天参与多项活动

7. 过去的 3 个月中，肩关节的毛病有没有影响您的社交生活？

A. 没有　　　B. 偶尔　　　C. 有些天　　　D. 大多数天内　　　E. 每天

8. 在过去 4 周中，肩关节的毛病有没有影响您的体育活动或爱好？

A 没有　　　B. 偶尔　　　C. 有些时候　　　D. 大多数时间内　　　E. 一直都在影响

9. 过去 4 周中，您想着肩关节的频率？

A. 没有，除非有人问起　　　B. 偶尔　　　C. 有些天　　　D. 大多数天内

E. 每天

10. 过去 4 周中，肩关节的毛病影响您提重物的能力有多少？

A. 没有　　　B. 偶尔　　　C. 有些天　　　D. 大多数天中　　　E. 每天

11. 过去 4 周中，您如何形容您肩关节通常的疼痛程度？

A. 没有　　　B. 非常轻微　　　C. 轻微　　　D. 中等程度　　　E. 严重

12. 过去 4 周中，由于肩关节的原因，夜晚您有没有避免以特定的姿势躺在 床上？

A. 没有　　　B. 仅仅 1 或 2 晚　　　C. 有些晚上　　　D. 大多数晚上　　　E. 晚上

说明：每个问题有 5 个备选答案。情况最好为 1 分，最差为 5 分，总分为 12～60 分，分数越高，表示肩关节功能越差。

资料来源：Dawson J，Fitzpat rick R，Carr A. The assessment of shoulder instability：The development and validation of a questionnaire [J]. J Bone Joint Surg（Br），1999，81：420－426.

2. 西安大略肩关节不稳指数（WOSI）

西安大略肩关节不稳指数（WOSI）是 Kirkley 等在 1998 年 按照 Juniper 等九步法制定评分系统而制定的评价肩关节不稳的评分，这样可以避免因肌力评分引起的年龄及性别差异，为多数研究者所认同。WOSI 评分系统采用患者自评的问卷方式，由 21 个问题组成，分四部分，分别包括身体症状、工作娱乐、生活方式、情绪满意度。均采用 VAS 量表（标尺长为 100 mm）作答，每题 100 分，总分为 2100 分。分数越高，表示肩关节功能越差。0 分表示正常。

西安大略肩关节不稳指数

在过去的一周中：

A 部分：体征

1. 做举手过头的活动，您的肩关节有多痛？

不痛　　　　　　　　　极痛

2. 您的肩关节经历过疼痛或抽动的程度：

没有痛　　　　　　　　极痛

痛/抽动　　　　　　　　抽动

3. 您的肩关节无力或虚弱的程度：

不虚弱　　　　　　　　极虚弱

4. 您的肩关节因缺乏耐力而感到疲乏的程度：

没有疲乏　　　　　　　极疲乏

5. 肩关节出现弹响、喀喇声或劈裂声的程度：

没有喀喇声　　　　　　极大喀喇声

6. 您的肩关节的僵硬程度：

不僵硬　　　　　　　　极僵硬

7. 因肩关节疾患，您颈部肌肉不舒服的程度：

没有不适感　　　　　　极不适

8. 您的肩关节不稳定或松弛感的程度：

没有　　　　　　　　　极不稳定

9. 其他肌肉代偿肩关节功能的程度：

没有　　　　　　　　　极大

10. 肩关节失去活动范围的程度：

没有失去　　　　　　　极大失去

B 部分：运动/娱乐活动/工作

11. 肩关节疾患限制您参加体育或娱乐活动次数的程度：

没限制　　　　　　　　极大限制

12. 肩关节疾患对您需要展现出专能的运动或工作的影响程度（如果同时影响运动和工作，考虑影响较大那个）：

无影响　　　　　　　　极大影响

13. 活动中您感到需要对胳膊进行保护的程度：

无　　　　　　　　　　极大

14. 举起肩以下水平的重物时的困难程度：

没困难　　　　　　　　极困难

C 部分：生活方式

15. 您对肩关节脱位的恐惧程度：

没有　　　　　　　　　极恐惧

16. 维持您期望的健康水平的困难程度：

没困难　　　　　　　　　极困难

17. 您与家人或朋友打闹或嬉戏的困难程度

没困难　　　　　　　　　极困难

18. 因肩关节疾患而难以入睡的程度

没困难　　　　　　　　　极困难

D 部分：情绪

19. 您对肩关节的关心程度：

不关心　　　　　　　　　极关心

20. 您对肩关节病情加剧的担心程度：

不担心　　　　　　　　　极担心

21. 由于肩关节疾患，您感到的沮丧程度：

不沮丧　　　　　　　　　极沮丧

3. 西安大略肩关节炎评分指数（WOOS）

西安大略肩关节炎评分指数

在过去的一周中：

A 部分：体征

1. 您的肩关节所承受的疼痛程度：

不痛　　　　　　　　　　极痛

2. 您经历的肩关节持续且令您不安的疼痛的程度：

没有疼痛　　　　　　　　极痛

3. 您的肩关节的虚弱程度：

不虚弱　　　　　　　　　极虚弱

4. 您的肩关节僵硬或活动范围受限的程度：

没有僵硬　　　　　　　　极僵硬

5. 肩关节出现研磨声的程度：

没有　　　　　　　　　　极大

6. 肩关节受天气影响的程度：

没有　　　　　　　　　　极大

B 部分：运动、娱乐活动、工作

7. 肩关节疾患使您工作或拿高于肩关节水平的物品时的困难程度：

没有　　　　　　　　　　极大困难

8. 因肩关节疾患而致您举起低于肩关节水平重物（如米袋等）的困难程度：

没有　　　　　　　　　　极大困难

9. 因肩关节疾患而致您做低于肩关节水平的重复性运动（如擦洗地板等）的困难
程度：

没有　　　　　　　　　　极大困难

10. 因肩关节疾患而致您用力推或拉的困难程度：

没有　　　　　　　　　　极大

11. 活动后肩关节疼痛加剧程度：

没有　　　　　　　　　　极大

C 部分：生活方式

12. 肩关节疾患使您入睡困难的程度：

无　　　　　　　　　　极大困难

13. 因肩关节疾患而使您整理发型困难的程度：

无　　　　　　　　　　极大困难

14. 因肩关节疾患而致您维持预期健康生活水平困难的程度：

没困难　　　　　　　　　　极困难

15. 因肩关节疾患而影响您做手插进 T 恤后面、拿裤子后面口袋内的钱包或系扣子等动作困难的程度：

没有　　　　　　　　　　极困难

16. 因肩关节疾患而使您穿衣或脱衣困难的程度：

没困难　　　　　　　　　　极困难

D 部分：情绪

17. 由于肩关节疾患，您感到挫折感的程度：

没有　　　　　　　　　　极大

18. 对未来肩关节病患进展状况的担心程度：

不担心　　　　　　　　　　极担心

19. 您感觉自己成为他人负担的大小程度：

一点也没有　　　　　　　　　　极大负担

说明：WOOS 由 19 个患者自测问题组成，采用 VAS 量表（标尺长为 100 mm）来作答，每个问题 100 分，总分 0～1900 分。分数越高，表示肩关节功能越差。

4. 西安大略肩袖疾病评分指数（WORC）

西安大略肩袖疾病评分指数

在过去的一周中：

A 部分：体征

1. 您的肩关节所承受的疼痛程度：

不痛　　　　　　　　　　极痛

2. 您的肩关节经历的持续且令您不安的疼痛的程度：

没有疼痛　　　　　　　　　　极痛

3. 您的肩关节的虚弱程度：

不虚弱　　　　　　　　　　极虚弱

4. 您的肩关节僵硬或活动范围受限的程度：

没有僵硬　　　　　　　　　　极僵硬

5. 肩关节出现挤压声、喀喇声或研磨声对您的困扰程度：

没有　　　　　　　　　　极大

6. 因肩关节疾患，您颈部肌肉不舒服的程度：

没有不适感　　　　　　　极不适

B 部分：运动和娱乐活动

7. 肩关节疾患对您健康水平的影响程度：

没有　　　　　　　　　　极大影响

8. 肩关节疾患引起您做俯卧撑或其他肩关节力量锻炼的困难程度：

没有　　　　　　　　　　极大困难

9. 肩关节疾患对您投掷能力的影响程度：

没有　　　　　　　　　　极大

10. 患肢与其他人或其他事物进行联系的困难程度：

没有　　　　　　　　　　极大

C 部分：工作

11. 肩关节疾患对您进行日常家务的限制程度：

没限制　　　　　　　　　极大限制

12. 肩关节疾患使您进行高于肩关节工作的困难程度：

无　　　　　　　　　　　极大困难

13. 健肢对患肢的代偿程度：

无　　　　　　　　　　　持续存在

14. 举起肩以下水平的重物时的困难程度：

没困难　　　　　　　　　极困难

D 部分：生活方式

15. 因肩关节疾患而难以入睡的程度：

没有　　　　　　　　　　极困难

16. 因肩关节疾患而使您整理发型的困难程度：

没困难　　　　　　　　　极困难

17. 您与家人或朋友打闹或嬉戏的困难程度：

没困难　　　　　　　　　极困难

18. 穿衣或脱衣的困难程度：

没困难　　　　　　　　　极困难

E 部分：情绪

19. 由于肩关节疾患，您感到的沮丧程度：

不沮丧　　　　　　　　　极沮丧

20. 由于肩关节疾患，您感到挫折感的程度：

没有　　　　　　　　　　极大

21. 您对因肩关节疾患而影响您工作的担心程度：

无　　　　　　　　　　　极关心

说明：WORC 由 21 个患者自测问题组成，采用 VAS 量表（标尺长为 100 mm）来作答，每个 100 分，总分 0～2100 分。分数越高，表示肩关节功能越差。

5. DASH 评分

DASH 评分参见本书第二章第一节表 2.2。

6. 肩功能适性量表（表 5.13）

就执行下列动作时的困难度，请在空格内勾选一个最适当的描述。

表 5.13　肩功能适性量表

动　　作	无法做	非常困难	很困难	有点困难	没有问题
用患侧手在对侧腋下喷体香剂					
两手一起穿内裤（或短裤）					
用患侧手将水龙头转向不痛的一侧，如右边痛则转向左边					
用患侧手拿起一个装满水的杯子喝一口					
用患侧手的肘曲来提一个重 2～5 kg 的物品					
用患侧手摸同侧的耳垂					
用患侧手将方向盘转向疼痛的一侧，如右边痛则转向右边					
坐的时候，举起患侧手放到前方的桌上					
坐在桌子前面，用患侧手伸直向前去拿桌上的调味罐					
用两手把身体从椅子上撑起来					
用患侧手将桌子下面的椅子拉出来					
用患侧手洗到对侧的脸					
用患侧手拧紧瓶盖					
用患侧手抓紧瓶子来开盖					
用患侧手在桌上把一袋小包米（重 2.5～5 kg）推开					
用患侧手把厚重的外套挂在衣柜内					
用患侧手把悬挂在衣架上的衣服从一边推到另一边					
用患侧手从后口袋拉东西出来					
用患侧手越过身体拉汽车的安全带					

续表

动　作	无法做	非常困难	很困难	有点困难	没有问题
用患侧手从桌子对面将重 2～5 kg 的物品拉到身边					
用患侧手将方向盘转向不痛的一侧，如右边痛则转向左边					
用患侧手去拉吊扇或吊灯的开关绳					
用患侧手将一瓶易拉罐饮料放在高于头顶的柜子上					
用患侧手把大罐沙拉油或矿泉水（重 3～4 kg）放在高于头顶的架子上					
用患侧手从橱柜的最上层拿下重 2.5 kg 以内的东西					
坐在汽车前座，用患侧手去触碰放在后座的物品					
坐在汽车前座，用患侧手把一个重 2～5 kg 的物品拿到前座					
用患侧手触碰高于头顶上的架子					
用患侧手由腰部向上触碰到背部的中央位置					
用患侧手的大拇指触碰到背部的腰带部位					
用患侧手在头顶上的高度工作超过 2 min					
用患侧手从床底下拉出重 2～5 kg 的物品					

说明：从"无法做"到"没有困难"分别计分 4～0。得分越高，表示肩关节功能越差。

资料来源：黄俊民：《肩功能适性量表中之文化与心理计量特性》，*FTPT*，2009，34（3）：177－184。

7. Neer 肩关节功能评分（表 5.14）

表 5.14　Neer 肩关节功能评分

评价内容	评分
1. 疼痛（35 分）	
a. 无疼痛，或疼痛可被忽略	35
b. 轻微疼痛，偶尔出现，不影响活动	30

续表

评价内容	评分
c. 轻微疼痛，不影响日常活动	25
d. 中度疼痛，能忍受，活动能力有减退，需服镇痛药	15
e. 疼痛严重影响活动	5
f. 疼痛导致完全不能活动	0
2. 功能（30 分）	
a. 力量	
正常	10
良	8
中	6
差	4
仅有肌肉收缩	2
0 级肌力	0
b. 手能触及的范围	
头顶	2
嘴	2
腰部	2
对侧腋窝	2
胸罩扣搭	2
c. 稳定性	
搬运	2
敲击	2
投掷	2
推	2
举东西过头顶	2
3. 运动范围（25 分）	
a. 前屈（矢状面）	
180°	6
170°	5
130°	4
100°	2
80°	1
<80°	0
b. 后伸（矢状面）	
45°	3

续表

评价内容	评分
30°	2
15°	1
0°	0

c. 外展（冠状面）

180°	6
170°	5
140°	4
100°	2
80°	1
<80°	0

d. 外旋（从标准解剖学姿势开始，肘关节屈曲）

60°	5
30°	3
10°	1
<10°	0

e. 内旋（从标准解剖学姿势开始，肘关节屈曲）

90°（触及 T6）	5
70°（触及 T12）	4
50°（触及 L5）	3
30°（触及臀部）	2
<30°	0

4. 解剖（10 分）（包括旋转、成角、关节吻合不佳、大结节上移、内固定断裂、肌炎、骨不连、缺血性坏死）

无	10
轻度	8
中度	4
重度	0～2
总 分	100

说明：总分＞90 分为优，80～89 分为良，71～79 分为中，≤70 分为差。

8. 肩部手术评分系统

肩部手术评分系统问卷由 Dawson 等人于 1996 年发表，用于除肩部不稳定以外的疾病。问卷由 12 个问题组成，每个问题有 5 个级别的答案，总分为 12（最好）～60 分（最差）。

肩部手术评分系统问卷

1. 过去4周中，您如何描述因肩关节疾患引起的最严重的疼痛？

A. 不痛　　B. 稍痛　　C. 中等程度痛　　D. 剧痛　　E. 不能忍受

2. 过去4周中，因肩关节疾患，您自己穿衣有无困难？

A. 没有　　B. 稍有麻烦　　C. 中等程度麻烦　　D. 特别麻烦　　E. 不能穿

3. 过去4周中，因肩关节疾患，您上下车有无困难？

A. 没有　　B. 稍有麻烦　　C. 中等程度麻烦　　D. 特别麻烦　　E. 不能上下

4. 过去4周中，您能否同时使用刀和叉？

A. 是的，很容易　　B. 稍有麻烦　　C. 中等程度麻烦　　D. 特别麻烦

E. 不能使用

5. 过去4周中，您能亲自做家务活吗？

A. 是的，很容易　　B. 稍有麻烦　　C. 中等程度麻烦　　D. 特别麻烦

E. 不能

6. 过去4周中，您能拿着一个装满食物的盘子穿堂入室吗？

A. 是的，很容易　　B. 稍有麻烦　　C. 中等程度麻烦　　D. 特别麻烦

E. 不能

7. 过去4周中，您能用患肢梳头吗？

A. 是的，很容易　　B. 稍有麻烦　　C. 中等程度麻烦　　D. 特别麻烦

E. 不能

8. 过去4周中，您如何描述一般情况下肩关节的疼痛程度？

A. 不痛　　　　　B. 稍痛　　C. 中等程度痛　　　　D. 剧痛

E. 不能忍受

9. 过去4周中，您能用患肢在衣橱里挂衣服吗？

A. 是的，很容易　　B. 稍有麻烦　　C. 中等程度麻烦　　D. 特别麻烦

E. 不能

10. 过去4周中，您能清洗并擦干双臂吗？

A. 是的，很容易　　B. 稍有麻烦　　C. 中等程度麻烦　　D. 特别麻烦

E. 不能

11. 过去4周中，肩关节疾患在多大程度上影响您的日常工作（包括家务活）？

A. 一点也没有　　B. 一点　　C. 中等程度　　D. 极大影响

E. 完全干扰日常工作

12. 过去4周中，夜间您有没有因肩关节疼痛而影响睡眠？

A. 没有　　B. 只有一两个晚上　　C. 几个晚上　　D. 大多数晚上

E. 每晚

说明：A～D分别代表1～5分，总分12～60分。分数越高，表示肩部情况越差。

9. 用于特殊疾病的综合评价系统（Rowe 评分系统）

Rowe 于 1978 年报道 Bankart 手术的远期效果时，使用了功能评价系统。Rowe 等制定了一个用于评价 Bankart 损伤后修复的肩关节评分表，称为 Rowe 评分，满分 100 分，主要用于评价肩关节不稳，分数越高，表明肩关节功能越好。由于大部分肩关节不稳的患者的疼痛情况及关节活动度相对正常，Rowe 评分系统将评分重点放在肩关节不稳上，其中肩关节稳定性占 50 分，关节活动度和功能活动分别占 20 分和 30 分，共 100 分。肩关节稳定性和关节活动度由医生体检客观评价，功能活动由患者主观评定。在 Rowe 评分系统中，功能活动量表不同等级之间相差分数不等，故缺乏客观依据；关节活动度量表以百分比来评定，而对活动受限的百分比难以计算。评分结果为：优，90～100分；良，75～89 分；一般，51～74 分；差，≤50 分。

四、肘关节功能评分系统

在矫形外科实践中，对患者治疗效果的评价包括整体健康、局部、关节和特定疾病的疗效。用于肘关节功能不全的评分系统形式多样，但只有少数被确认有效，大多数评分系统局限于评价肘关节功能的几个方面。如今可选用两类问卷进行评价，分别是医生客观评价和患者的主观评价。无论选用何种形式，评价问卷需在一致度、敏感度、可靠度方面证实有效。

1. ASES-E 评分系统（表 5.15）

表 5.15　ASES-E 评分系统

患者自我评价：疼痛

疼痛部位

评定疼痛（在相应数字上画圈，0 = 无疼痛，10 = 严重疼痛）

1. 当疼痛最严重时	1 2 3 4 5 6 7 8 9 10
2. 休息时	1 2 3 4 5 6 7 8 9 10
3. 提举重物	1 2 3 4 5 6 7 8 9 10
4. 反复运动肘关节去完成一项任务	1 2 3 4 5 6 7 8 9 10
5. 夜间	1 2 3 4 5 6 7 8 9 10

患者自我评价：功能

圈出代表能够完成如下活动所示数字。
0 = 不能，1 = 很难完成，2 = 时有困难，3 = 无困难

活动	右臂	左臂
可触及衬衣最上方纽扣	0 1 2 3	0 1 2 3
自行如厕	0 1 2 3	0 1 2 3
梳头	0 1 2 3	0 1 2 3

续表

患者自我评价：功能								
系鞋带	0	1	2	3	0	1	2	3
可用器具进食	0	1	2	3	0	1	2	3
搬运重物	0	1	2	3	0	1	2	3
于坐位双手支撑起立	0	1	2	3	0	1	2	3
做沉重的家务	0	1	2	3	0	1	2	3
拧钥匙	0	1	2	3	0	1	2	3
投球	0	1	2	3	0	1	2	3
完成经常性工作（自我描述）	0	1	2	3	0	1	2	3
完成体育运动（自我描述）	0	1	2	3	0	1	2	3

医生评定：肌张力

0＝无收缩力，1＝颤动，2＝无重力运动，3＝抗重力运动，4＝抗阻力运动，5＝正常力量

	右	左
测试时是否伴疼痛	Y/N	Y/N
屈肘		
伸肘		
旋前		
旋后		
握力（kg）		

患者自我评价：满意度

对于您的肘关节手术满意度：

        1　2　3　4　5　6　7　8　9　10

毫不满意　　　　　　　　　　非常满意

医生评定：活动度		
主动活动范围（度）	右	左
弯曲		
伸展		
弯曲/伸展弧度		
旋前		
旋后		
旋前/旋后弧度		

医生评定：稳定性

0＝无不稳定性，1＝轻微松弛但端点对合良好，2＝无端点的中度松弛，3＝非常不稳定

不稳定性	右				左			
外翻	0	1	2	3	0	1	2	3

续表

	医生评定：稳定性	
内翻	0　1　2　3	0　1　2　3
后外侧旋转	0　1　2　3	0　1　2　3
	医生评定：体征	

0 = 无，1 = 轻微，2 = 中度，3 = 重度

体征	右	左
肱尺关节压痛	0　1　2　3	0　1　2　3
肱桡关节压痛	0　1　2　3	0　1　2　3
内侧屈肌起点压痛	0　1　2　3	0　1　2　3
外侧伸肌起点压痛	0　1　2　3	0　1　2　3
内侧副韧带压痛	0　1　2　3	0　1　2　3
骨间后神经压痛	0　1　2　3	0　1　2　3
其他压痛（请详细列举）	Y/N	Y/N
屈肘冲击痛	0　1　2　3	0　1　2　3
伸肘冲击痛	0　1　2　3	0　1　2　3
抵抗腕伸直时疼痛	Y/N	Y/N
抵抗屈腕时疼痛	Y/N	Y/N
抵抗指伸时疼痛	Y/N	Y/N
抵抗腕旋前时疼痛	Y/N	Y/N
抵抗腕旋后时疼痛	Y/N	Y/N
肱尺关节发声	Y/N	Y/N
肱桡关节发声	Y/N	Y/N
瘢痕（部位）	Y/N	Y/N
萎缩（部位）	Y/N	Y/N
畸形（描述）	Y/N	Y/N
尺神经	Y/N	Y/N
肘管张力测试	Y/N	Y/N
其他关节局限活动：肩/肘	Y/N	Y/N
其他体检所见		

2. DASH 评分

参见本书第二章第一节表2.2。

3. QuickDASH 项目 （表 5. 16）

表 5. 16　QuickDASH 项目

1 = 无困难，2 = 轻微困难，3 = 中度困难，4 = 非常困难，5 = 无法完成

动作	评分
开瓶罐	1　2　3　4　5
疼痛加剧	1　2　3　4　5
麻刺感加剧	1　2　3　4　5
睡眠	1　2　3　4　5
社交	1　2　3　4　5
擦背	1　2　3　4　5
需耗力的休闲活动	1　2　3　4　5
沉重家务	1　2　3　4　5
搬运包裹	1　2　3　4　5
使用刀具	1　2　3　4　5
工作受限	1　2　3　4　5

4. 骨骼肌功能评定（MFA）（表 5. 17）

表 5. 17　骨骼肌功能评定（MFA）

分类	项目分数	举例
自我照顾	18	是否能较容易地穿衣服？ 自己刷牙困难吗？
入睡/休息	6	是否总是觉得疲惫？ 是否能安稳地睡觉？
手部/精细运动技巧	7	举起书本困难吗？ 书写或打字困难吗？
家务	9	是否耗费较长时间做家务？ 做家务或庭院清洁时是否需要帮助？
任职/工作	4	是否调动工作？ 是否需要多休息？ 是否因为创伤，身体健康较差？
休闲/娱乐	4	是否减少彼此肢体沟通及娱乐活动？
家庭关系	10	是否不想出现在任何人周围？ 是否感觉亲密感减弱？
认知/意识	4	多忘事吗？ 有注意力不集中吗？
情感问题的调节/适应/解决	18	即使外在状态很好，仍自我感觉身有残疾吗？ 是否感到生活发生巨变？

5. 简明骨骼肌功能评定（SMFA）（表 5.18）

表 5.18　简明骨骼肌功能评定（SMFA）

1＝一点也不困难，2＝些许困难，3＝中度困难，4＝非常困难，5＝无法完成

问　　题	评分
1. 入座低位椅凳或从中起身困难程度如何？	1　2　3　4　5
2. 开启药瓶或罐子困难程度如何？	1　2　3　4　5
3. 前往食品店购物困难程度如何？	1　2　3　4　5
4. 爬楼梯困难程度如何？	1　2　3　4　5
5. 首次勒紧东西感到困难程度如何？	1　2　3　4　5
6. 从浴盆里进出困难程度如何？	1　2　3　4　5
7. 舒适睡眠困难程度如何？	1　2　3　4　5
8. 弯腰或下蹲困难程度如何？	1　2　3　4　5
9. 使用纽扣、按扣、钩拉扣或拉链时困难程度如何？	1　2　3　4　5
10. 用指甲刀剪指甲困难程度如何？	1　2　3　4　5
11. 自我更衣困难程度如何？	1　2　3　4　5
12. 坐着或躺着时移动困难程度如苗？	1　2　3　4　5
13. 行走困难程度如何？	1　2　3　4　5
14. 自己外出困难程度如何？	1　2　3　4　5
15. 驾车困难程度如何？	1　2　3　4　5
16. 进入浴室后自己沐浴困难程度如何？	1　2　3　4　5
17. 转动旋钮或支杆（如开门、摇车窗）困难程度如何？	1　2　3　4　5
18. 书写或打字困难程度如何？	1　2　3　4　5
19. 维持支点平衡困难程度如何？	1　2　3　4　5
20. 日常体育运动如蹬车、小跑、散步等困难程度如何？	1　2　3　4　5
21. 日常休闲活动如绘画、浇灌花草、打扑克或陪同朋友外出困难程度如何？	1　2　3　4　5
22. 进行性生活困难程度如何？	1　2　3　4　5
23. 做打扫、刷碗、浇花等较轻便家务活或庭院活困难程度如何？	1　2　3　4　5
刷地板、除尘、修草坪较重的家务活或庭院活困难程度如何？	1　2　3　4　5
做工作、家庭作业或自愿者活动困难程度如何？	1　2　3　4　5

询问下列问题是为了了解：在这一周内，因为关节炎或创伤原因，您经历问题中所反映情况的概率
1＝一次也没有，2＝次数很少，3＝有一些次数，4＝很多次，5＝全部时间

24. 有多少次跛行？	1　2　3　4　5
25. 有多少次拒绝移动疼痛的肢体或后背？	1　2　3　4　5
26. 有多少次足部僵硬？	1　2　3　4　5
27. 注意力集中困难有几次？	1　2　3　4　5
28. 某天负荷工作后对第二天的活动次数有何影响？	1　2　3　4　5
29. 对周围人不耐烦有多少次？	1　2　3　4　5
30. 疲惫有多少次？	1　2　3　4　5
31. 感到自己无能有多少次？	1　2　3　4　5
32. 对于自我有关节炎或损伤而感到生气或沮丧有多少次？	1　2　3　4　5

续表

下列问题是关于因创伤或关节炎在一周中您被如下问题所干扰的程度
1 = 毫无干扰，2 = 轻微干扰，3 = 中度干扰，4 = 重度干扰，5 = 极度干扰

33. 手、臂、下肢运动困难如何？	1　2　3　4　5
34. 背部功能异常而受干扰程度如何？	1　2　3　4　5
35. 在家周围工作问题而受干扰程度如何？	1　2　3　4　5
36. 睡眠和休息问题而受干扰程度如何？	1　2　3　4　5
37. 休闲和娱乐问题而受干扰程度如何？	1　2　3　4　5
38. 洗浴、穿衣、如厕或其他私人自理问题而受干扰程度如何？	1　2　3　4　5
39. 与家人、朋友或生活中重要的人交往出现的问题而受干扰程度如何？	1　2　3　4　5
40. 思考、注意力或记忆问题而受干扰程度如何？	1　2　3　4　5
41. 适应或解决关节炎或创伤问题而受干扰程度如何？	1　2　3　4　5
42. 日常工作问题而受干扰程度如何？	1　2　3　4　5
43. 对他人依赖感问题而受干扰程度如何？	1　2　3　4　5
44. 僵硬和疼痛问题而受干扰程度如何？	1　2　3　4　5

6. 患者自我肘关节评价（表 5.19）

表 5.19　患者自我肘关节评价

评价内容	评　价
1. 疼　痛	
圈出下列能很好地反映您过去几周肘关节疼痛程度的数字（0～10）	
痛觉最糟糕时	0　1　2　3　4　5　6　7　8　9　10
休息时	0　1　2　3　4　5　6　7　8　9　10
举重物时	0　1　2　3　4　5　6　7　8　9　10
重复使用肘关节运动完成任务时	0　1　2　3　4　5　6　7　8　9　10
疼痛次数	0　1　2　3　4　5　6　7　8　9　10
2. 功能	
A. 特定的活动：评价并圈出在过去几周内如下列举的您所做过运动的困难程度（范围 0～10，0 代表无任何困难，10 代表非常困难以致无法完成）	
梳头	0　1　2　3　4　5　6　7　8　9　10
用叉子或勺子进食	0　1　2　3　4　5　6　7　8　9　10
提重物	0　1　2　3　4　5　6　7　8　9　10
用手撑椅子后站立	0　1　2　3　4　5　6　7　8　9　10
用单手搬运 4.5 kg 的物品	0　1　2　3　4　5　6　7　8　9　10
投掷小物件，如网球	0　1　2　3　4　5　6　7　8　9　10
使用电话	0　1　2　3　4　5　6　7　8　9　10
系扣衬衣上方的纽扣	0　1　2　3　4　5　6　7　8　9　10

续表

评价内容	评　　价
清洗对侧上臂	0　1　2　3　4　5　6　7　8　9　10
系鞋带	0　1　2　3　4　5　6　7　8　9　10
拧钥匙进门	0　1　2　3　4　5　6　7　8　9　10

B. 日常活动：圈出下列能很好地反映过去几周完成的日常活动的困难度（0～10。日常活动特指在肘关节功能异常前的活动。0代表毫无困难，10代表非常困难，无法完成日常活动）

评价内容	评　　价
私人活动（穿衣、洗浴）	0　1　2　3　4　5　6　7　8　9　10
家务（清洁、维护）	0　1　2　3　4　5　6　7　8　9　10
工作（自己的工作或每天的工作）	0　1　2　3　4　5　6　7　8　9　10
娱乐活动	0　1　2　3　4　5　6　7　8　9　10

7. 利物浦肘关节评分（表5.20）

表5.20　利物浦肘关节评分

评价内容	4分	3分	2分	1分	0分
1. 屈肘	—	>135°	120°～135°	90°～120°	<90°
2. 伸肘	—	无	<20°	20°～30°	>30°
3. 旋前（腕部或前臂有病变者加1分）	—	—	>50°	50°～20°	<20°
4. 旋后（腕部或前臂有病变者加1分）	—	—	>51°	50°～21°	<21°
5. 屈伸及旋前旋后肌力的平均情况	明显正常	抵抗重力或阻力的完成运动	抗重力完成运动	除去重力完成运动	无法完成运动
6. 尺神经	—	无异常	有感觉	活动无障碍	活动有障碍

需患者回答的问题	4分	3分	2分	1分	0分
1. 使用另一只手臂完成惯用患肢通常完成任务的频率如何？	无	一两次	有时	很多次	每次
2. 肘部问题造成您梳头困难吗？	无	很少	中度	重度	无法完成
3. 肘部问题使您洗浴困难吗？	无	很少	中度	重度	无法完成
4. 肘部问题使您吃饭困难吗？	无	很少	中度	重度	无法完成
5. 肘部问题使您穿衣困难吗？	无	很少	中度	重度	无法完成
6. 肘部问题使您做家务困难吗？	无	很少	中度	重度	无法完成
7. 肘部问题使您提举东西（如罐子、牛奶盒、食品袋）困难吗？	无	很少	中度	重度	无法完成

续表

评价内容	4 分	3 分	2 分	1 分	0 分
8. 您如何描述肘部疼痛?	无	很少	中度	重度	—
9. 肘部问题使您运动和休闲困难吗?	无	很少	中度	重度	—

8. Mayo 肘功能指数（MEPI）（表 5.21）

表 5.21　Mayo 肘功能指数（MEPI）

评价内容	分级	评分
疼痛（最高 45 分）	无	45
	轻微	30
	中度	15
	严重	0
活动度（最高 20 分）	弧度 > 100°	20
	弧度在 50°~ 100° 之间	15
	弧度 < 50°	5
稳定度（最高 10 分）	稳定	10
	中度稳定	5
	很不稳定	0
功能（最高 25 分）	可以自己梳头	5
	可以自己进食	5
	可以完成个人卫生清洁	5
	可以自己更衣	5
	可以自己穿鞋	5

9. 改良 MEPI（表 5.22）

表 5.22　改良 MEPI

评价内容	评分
疼痛感（最高 60 分）	
无	60
偶尔轻微，无需止痛药	40
偶尔中度疼痛，活动局限，需止痛药	20
严重至无法行使功能	0

续表

评价内容	评分
运动度（最高 30 分）	
屈伸弧度：	
>90°	30
60°～80°	20
30°～59°	10
<30°	0
稳定性（最高 10 分）	
对肘关节功能影响：	
无或轻微（不限制活动）	10
中度（损害特定的功能）	5
严重（显著影响活动）	0

10. Broberg 和 Morrey 评分系统（表 5.23）

表 5.23　Broberg 和 Morrey 评分系统

评价内容	评分
1. 活动度（每一个平面）	
屈曲（0.2×活动弧度）	27
旋前（0.1×活动弧度）	6
旋后（0.1×活动弧度）	7
2. 力量	
正常	20
轻度损失（疗效可观但有局限，肌力是健侧的 80%）	13
中度损失（限制某些活动，肌力为健侧的 50%）	5
严重损失（限制每天的活动，功能不全）	0
3. 稳定性	
正常	5
轻度损失（患者感知，无局限性）	4
中度损失（限制某些活动）	2
严重损失（限制每天的活动）	0
4. 疼痛	
无	35
轻微（活动时疼，无需止痛药）	28
中度（活动时或活动以后疼痛）	15
重度（休息时疼，需服用止痛药，功能障碍）	0

11. HSS 评分系统（表 5.24）

表 5.24　HSS 评分系统

评价内容	评分
Ⅰ. 疼痛（30 分）	
1. 任何时候无疼痛	30
2. 弯曲时无疼痛	15
3. 弯曲时轻微疼痛	10
4. 弯曲时轻微疼痛	5
5. 弯曲时严重疼痛	0
6. 休息时无疼痛	15
7. 休息时轻微疼痛	10
8. 休息时中度疼痛	5
9. 休息时重度疼痛	0
Ⅱ. 功能（20 分）	
A.	
1. 持续 30 分钟弯曲肘关节活动	8
2. 持续 15 分钟弯曲肘关节活动	6
3. 持续 5 分钟弯曲肘关节活动	4
4. 无法活动手肘	0
B.	
1. 肘关节运动不受限制	12
2. 只是娱乐时受限	10
3. 可以做家务及职业工作	8
4. 生活可自理	6
5. 病残	0
Ⅲ. 矢状面范围（20 分）	
活动度 7° 折合 1 分	
Ⅳ. 肌力（10 分）	
1. 可举起 5 磅（2.3 kg）物品至 90°	10
2. 可举起 2 磅（0.9 kg）物品至 90°	8
3. 抵抗重力运动	5
4. 无法运动	0
Ⅴ. 屈曲时挛缩（6 分）	
1. 小于 15°	6
2. 15°～45°	4

续表

评价内容	评分
3. 45°～90°	2
4. 大于90°	0
Ⅵ. 伸展时挛缩（6分）	
1. 135°以内	6
2. 小于125°	4
3. 小于100°	2
4. 小于80°	0
Ⅶ. 旋前（4分）	
1. 大于90°	4
2. 30°～60°	3
3. 15°～30°	2
4. 小于0°	0
Ⅷ. 旋后（4分）	
1. 大于60°	4
2. 45°～60°	3
3. 15°～45°	2
4. 小于0°	（）

12. 改良 HSS 评分系统（表5.25）

表5.25　改良 HSS 评分系统

评价内容	评分
1. 疼痛	
无或可忽略	50
轻微：偶尔用镇痛剂	45
中等：每天用镇痛剂	35
中等：休息时或夜间疼痛	15
严重：无法运动	0
2. 功能	
无任何限制	30
轻度限制：在日常活动和生活中无限制	25
无法举起大于4.5 kg的重物	20
在日常生活活动有中等局限	10
无法使用梳子或够到头部	5
无法自己进餐	0

续表

评价内容	评分
3. 活动	
可以持续完成活动	12
30min	8
15min	6
5min	4
不能使用肘部	0
无局限地活动	10
娱乐活动受局限	8
家务和工作活动局限	6
能自理	4
不能自理	0

13. Ewald 评分系统（表5.26）

表5.26　Ewald 评分系统

评价内容	评分
1. 疼痛	
无	50
轻微	45
中度	35
睡眠受扰	15
严重	0
2. 功能	
无限制	30
轻微局限	25
无法举起大于 4.5 kg 的重物	20
日常生活活动中度受限	10
无法使用梳子或触摸头颅	5
无法自我进食	0
3. 活动度	
屈曲 >130°	10
伸展 110°～130°	5
旋前 90°～100°	2
旋后 <90°	0

续表

评价内容	评分
4. 畸形	
永久性的屈曲挛缩 <5°	5
永久性的屈曲挛缩 15°～30°	2
永久性的屈曲挛缩 >30°	0
外翻 0°～10°	5
卧姿内翻 0°～5°	2
卧姿内翻 >5°	0

14. Khalfayan 评分（表5.27）

表5.27　Khalfayan 评分

评价内容	评分
1. 疼痛（最高30分）	
无	30
持续性活动时轻微疼痛．无需止痛药	25
偶尔活动时中等疼痛，需少许止痛药	15
比较严重，疼痛加重，时常服用止痛药	10
严重，一直疼痛，明显限制运动	5
病残	0
分值 A =（相应分数/30）×25	
2. 运动（最高37分）	
外展（最高8分）	
71°～90°	0
51°～70°	2
31°～50°	5
11°～30°	7
< 10°	8
屈肘（最高17分）	
120°	17
111°～120°	15
101°～110°	13
91°～100°	11
71°～90°	9
51°～70°	6

续表

评价内容	评分
31°~50°	3
<30°	0

旋前/旋后（最高6分）每度0.1分

分值 B = （相应分数/37）× 25

3. 肌力（最高18分）

A. 肘部力量（10分）

肌力情况	屈曲	外展	旋前	旋后
正常	54	3	3	
良好	4	3	2	2
较好	3	2	1	1
较差	2	1	0	0
微量	1	0	0	0
病残	0	0	0	0

总指数（屈曲＋外展＋旋前＋旋后）×0.67＝肘部肌力分值 C

B. 握力（8分）

握力占以前非损伤时的百分比	得分
≥90%	8
≥80%	7
≥70%	6
≥60%	5
≥50%	4

分值 D = （相应分数/18）× 25

4. 功能（最高12分）

	正常	中度	严重	依赖协助	病残
（1）可使用裤子后方的口袋	1	0.75	0.5	0.25	0
（2）从椅子上起立	1	0.75	0.5	0.25	0
（3）会阴部护理	1	0.75	0.5	0.25	0
（4）清洁对侧腋窝	1	0.75	0.5	0.25	0
（5）使用餐具进食	1	0.75	0.5	0.25	0
（6）梳头	1	0.75	0.5	0.25	0
（7）一侧手臂搬动4.5~6.8 kg重物	1	0.75	0.5	0.25	0
（8）穿衣	1	0.75	0.5	0.25	0
（9）推挤动作	1	0.75	0.5	0.25	0
（10）投掷动作	1	0.75	0.5	0.25	0
（11）完成日常工作	1	0.75	0.5	0.25	0

续表

评价内容			评分		
（12）进行日常锻炼	1	0.75	0.5	0.25	0

分值 = （相应分值/12）×25

5. 肘关节评分（总分为 $A+B+C+D$）

90～100	完备
80～89	良好
70～79	一般
<70	差劲

15. Flynn 标准（表 5.28）

表 5.28　Flynn 标准

结果	肘关节持物运动角度减少值	肘关节运动角度减少值
完好	0°～5°	0°～5°
良好	6°～10°	6°～10°
一般	11°～15°	11°～15°
差劲	>15°	>15°

16. Jupiter 标准（表 5.29）

表 5.29　Jupiter 标准

结果	移动度		疼痛	功能障碍
	外展减小度	内收减小度		
完好	<15°	>130°	无	无
良好	<30°	>120°	轻微	轻微
一般	<40°	>90°	运动时存在	中度
差劲	<40°	>90°	持续	严重

上述各多种肘关节评分方法，侧重点有所不同，如表 5.30 所示。

表 5.30　评分体系之间的比较

评分体系	疼痛	运动	力量	功能	稳定性	变形	活动	病残
Mayo	是	是	—	是	是	—	—	—
Brobery 和 Morrey	是	是	是	—	是	—	—	—
改良 Mayo	是	是	—	—	是	—	—	—
HSS	是	是	是	是	—	是	是	—
改良 HSS	是	—	—	是	—	—	是	—
Ewald	是	是				是	是	是

续表

评分体系	疼痛	运动	力量	功能	稳定性	变形	活动	病残
Flynn	是	是	是					
Jupiter	是	是	—	—	—	—	—	是
Khalfayan	是	是	是	是	—	—	—	—

五、腕关节评分

1. 惠灵顿腕关节功能评分

惠灵顿腕关节功能评分（表5.31）总共8条，每条测量出一个分数，1分正常，2分困难，3分需要辅助，4分表示不能完成，最大分8分，总分共计32分。

表5.31 惠灵顿腕关节功能评分

功　　能	评分	功　　能	评分
从后裤兜取东西		拿起硬币	
用手抓住东西并举起来		做正常工作	
腕关节支撑从椅子上站起来		搞个人卫生	
用螺丝刀		抚摸脸	

2. 腕关节不稳定评分（Johnson 和 Carrera 评分）

腕关节不稳定评分（表5.32）用于腕关节不稳定的临床评价。评分结果：优，20～21分；良，14～19分；可，7～13分；差，0～6分。

表5.32 腕关节不稳定评分（Johnson 和 Carrera 评分）

症　　状	评分
无疼痛，无钝痛，无弹响	3
中度疼痛、不稳定和无力，很少影响活动	2
明显疼痛、不稳定和无力，导致活动明显受限	1
严重不适、不稳定和无力，致使手几乎残疾	0

3. Robbins 腕关节评分

Robbins 腕关节评分（表5.33）是 Robbins 在 Jiranek（1992年）腕关节评分的基础上进行改良而得。评分结果：优，10分；良，8～9分；可，6～7分；差，5分及以下。

表5.33 Robbins 腕关节评分

评价内容	评分
1. 腕关节疼痛	

续表

评价内容	评分
无疼痛	4
偶尔有些疼痛	3
工作或运动以后隐痛	2
工作或运动以后疼痛	1
每天疼痛与活动无关	0
2. 腕关节的运动和力量	
能够恢复受伤前的工作	2
不能恢复受伤前的工作	1
工作或活动始终受限	0
3. 职业	
工作或活动从未受限	2
工作或活动偶尔受限	1
工作或活动始终受限	0
4. 对于手术的总满意度	
生活质量改善	2
生活质量无改善	1
生活质量不如从前	0

4. Gartland 和 Werley 腕关节评分

Gartland 和 Werley 腕关节评分（表 5.34）属于缺陷评分系统。其评分是根据主观、客观临床资料和放射学评价而制定的。这套评分有许多优点，应用率很高；但不严格，即使背伸只有 45°，掌屈 30°，旋前和旋后只有 50°，握力只有正常的 60%，也能评为优，而在 Cooney 评分中，这样的条件只能达到 70 分。评分结果：优，0～2 分；良，3～8 分；可，9～20 分；差，≥21 分。

表 5.34　Gartland 和 Werley 腕关节评分

评价内容	评分
1. 残余畸形	
尺骨茎突突出	1
掌倾畸形	2
桡偏畸形	2 或 3
2. 主观评价	
优：无疼痛、残疾，或运动受限	0
良：偶尔疼痛，运动轻微受限，无残疾	2
可：偶尔疼痛，运动有些受限，感到腕关节无力；如果注意，并无特殊不便，活动轻微受限	4

续表

评价内容	评分
差：疼痛，活动受限，残疾活动明显受限	6
3. 客观评价	
背伸缺陷 （＜45°）	5
尺偏缺陷 （＜15°）	3
旋后缺陷 （＜50°）	2
掌屈缺陷 （＜30°）	1
桡偏缺陷 （＜15°）	1
环行运动缺陷	1
下桡尺关节疼痛	1
握力是对侧的 60% 或以下	1
旋前缺陷	2
4. 并发症	
关节炎改变	
轻微	1
轻微，伴有疼痛	3
中度	2
中度，伴有疼痛	4
严重	3
严重，伴有疼痛	5
神经并发症（正中神经）	1 或 3
石膏管形导致的手指功能差	1 或 2

说明：客观评价依据的正常活动度为：背伸 45°，掌屈 30°，桡偏 15°，尺偏 15°，旋前与旋后各 50°。

5. Mayo 腕关节评分（表 5.35）

表 5.35　Mayo 腕关节评分

评价内容	评分
1. 疼痛	
无	25
轻度，偶尔	20
中度，可以忍受	15
严重，不能忍受	0
2. 功能状况	

续表

评价内容	评分
恢复到平时工作状况	25
工作上受限制	20
能够坚持工作，但未被受聘	15
由于疼痛而无法工作	0
3. 握力（与正常一侧对比）	
100%	25
75%～99%	15
50%～74%	10
25%～49%	5
0%～24%	0

6. Cooney 腕关节评分（改良 Green 和 O'Brien 腕关节评分）

Cooney 腕关节评分（表5.36）由 Cooney 对 Green 和 O'Brien 腕关节评分加以改良而得。Green 和 O'Brien 腕关节评分也包括主观和客观评分内容，是一个非常严格的评分系统，优的标准比较高，力量、活动度和功能都需要达到正常或者接近正常。最初用于月骨周围的放射学和临床评价。Cooney 将其中的放射学评价部分删除掉，使之成为一个适用于各种腕关节疾病评价的标准。评分结果：优，90～100 分；良，80～89 分；可，65～79 分；差，65 分以下。

表5.36 Cooney 腕关节评分

评价内容	评分
1. 疼痛（25 分）	
无	25
轻度，偶尔	20
中度，可以忍受	15
严重，不能忍受	0
2. 功能状况（25 分）	
恢复到平时工作状况	25
工作受限	20
能够坚持工作，但未被聘用	15
由于疼痛而无法工作	0
3. 活动度（正常的百分数）（25 分）	
100%	25
75%～99%	15
50%～74%	10

续表

评价内容	评分
25%～49%	5
0%～24%	0
4. 背伸/掌屈活动度（仅患侧手）	
120°以上	25
91°～119°	15
61°～90°	10
31°～60°	5
30°以下	0
5. 握力（与正常一侧比）（25 分）	
100%	25
75%～99%	15
50%～74%	10
25%～49%	5
0%～24%	0

第三节　下肢功能评价

一、髋关节功能评分

髋关节功能评分适用于评价髋关节置换术前及术后的情况。目前用于髋关节功能评价的，主要有与髋关节功能相关的全身健康测定系统及全髋关节功能评价系统两大类。

二、与髋关节功能相关的全身健康测定系统

1. SF-36 量表

SF-36 量表（表 5.37）评价的是"健康相关生命质量"（HRQoL）的 8 个方面：生理功能（PF）、生理职能（RP）、躯体疼痛（BP）、总体健康（GH）、活力（VT）、社会功能（SF）、情感职能（RE）、精神健康（MH），以及健康变化（HT），其中 HT 用于评价过去 1 年内的健康改变。

表 5.37　SF-36 量表的组成

维度	问题数	内　　容
PF	10	测量髋关节异常是否妨碍了正常的生理活动
RP	4	测量由于髋关节问题所造成的职能受限情况
BP	2	测量疼痛程度以及疼痛对日常活动的影响
GH	5	测量个体对自身经历的主观感受
VT	4	测量个体对疲劳程度的主观感受
SF	2	测量生理和心理健康问题对社会活动数量和质量所造成的影响
RE	3	测量由于情感问题所造成的职能受限情况
MH	5	测量 4 类心理健康项目（激励、压抑、行为或情感失控、心理主观感受）
HT	1	与一年前健康相比

　　36 个问题均设有备选答案 4～6 个，按不同情况给予正向或反向赋分，正向即分值越高，生活质量越好。计算好原始分数之后，按表 5.38 所列公式转换成 0～100 的分数。

表 5.38　SF-36 健康调查量表维度分计算公式

维度	问题最后题值累加	最低、最高可能分数	可能分数范围
PF	$3a + 3b + 3c + 3d + 3e + 3f + 3g + 3h + 3i + 3j$	10, 30	20
RP	$4a + 4b + 4c + 4d$	4, 8	4
BP	$7 + 8$	2, 11	9
GH	$1 + 11a + 11b + 11c + 11d$	5, 25	20
VT	$9a + 9e + 9g + 9i$	4, 24	20
SF	$6 + 10$	2, 10	8
RE	$5a + 5b + 5c$	3, 6	3
MS	$9b + 9c + 9d + 9f + 9h$	5, 30	25

2. NHP 问卷

　　NHP 问卷是由诺丁汉大学的 Hunt 主持的研究小组完成的。该问卷简要描述并测定生理、社交及情感方面的健康问题。NHP 问卷包括 45 个条目，分两部分。第一部分有 38 个条目，测量受试者的个人体验，分为精力（EL）、疼痛（P）、情绪反应（ER）、睡眠（S）、社会孤独感（SI）和身体活动能力（PA）6 个维度。每个条目根据其所代表的功能损害的严重程度，均有各自相应的权重。每一维度得分等于该类得分项目之和，最高可能得分为 100，最低可能得分为 0，得分越高，代表的功能损害越严重，生命质量越差。第二部分包括 7 个条目，涉及日常生活（职业、家务、社交活动、家庭生活、性生活、兴趣和爱好、休假），这 7 个条目没有权重。由于第二部分与第一部分相比较有很大的局限性，因此大多数研究都只应用第一部分。

3. 欧洲五维健康量表（EQ-5D）

　　欧洲五维健康量表（EQ-5D）问卷可分为 EQ-5D 健康描述系统和 EQ-VAS 两部分。

EQ-5D 健康描述系统根据 5 个维度描述健康状况：行动能力（mobility），自我照顾能力（self-care），日常活动能力（usual activities），疼痛/不舒服（pain/ discomfort），焦虑/抑郁（anxiety/depression）；每一维度有 3 个等级：没有困难，有些困难，有严重困难。EQ-VAS 是一把长 20 cm 的垂直视觉刻度尺，顶端为 100 分——"心目中最好的健康状况"，底端为 0 分——"心目中最差的健康状况"，由患者自己评定。

三、全髋关节功能评价系统

1. Harris 评分系统（HHS）

Harris 评分系统（HHS，表 5.39）是 Harris 于 1969 年提出的一个用于髋关节成形术后结果的百分制评价系统，为目前最常用的髋关节功能评价系统。其内容包括疼痛、功能、畸形、关节活动范围 4 个方面，分值分别是 44、47、4、5，其分值越低，症状越严重。计算关节活动范围分值时按照如下规则计算：找出患者关节活动度数所在等级，以患者实际度数减去该等级下限，所得数值乘以该等级所对应分值，最后 5 项数值相加所得总和，再乘以 0.05，即为关节活动度分值。

表 5.39 Harris 评分系统

表 现			评分
1. 疼痛			
无			44
弱：偶痛或稍痛，不影响功能			40
轻度：一般活动后不受影响，过量活动后偶有中度疼痛			30
中度：可忍受，日常活动稍受限，但能正常工作，偶服比阿司匹林强的止痛剂			20
剧烈：有时剧痛，但不必卧床；活动严重受限；经常使用比阿司匹林强的止痛剂			10
病废：因疼痛被迫卧床；卧床也有剧痛；因疼痛跛行；病废			0
2. 功能			
日常活动	上楼梯	一步一阶，不用借助扶手	4
		一步一阶，需借助扶手	2
		用某种方法能上楼	1
		不能上楼	0
	交通	可以乘坐公共交通工具	1
		不能乘坐公共交通工具	0
	坐	在任何椅子上坐 1 h 而无不适	5
		在高位椅子上坐 0.5 h 而无不适	3
		坐在任何椅子上均感不适	0
	穿鞋袜	可轻松完成	4
		有困难，但能完成	2
		不能完成	0

续表

		表　　现	评分
	跛行	无	11
		轻度	8
		中度	5
		中度	0
步态	行走支持	不需要	11
		长距离行走需单手杖	7
		多数时间行走需单手杖	5
		需单拐	3
		双手杖	2
		双拐	0
		不能行走	0
	行走距离	不受限制	11
		1 km	8
		500 m	5
		只能在室内活动	2
		卧床或依赖轮椅	0

3. 畸形

无下列畸形得 4 分：

固定的屈曲挛缩畸形小于 30°

固定的内收畸形小于 10°　　　　　　　　　　　　　　　　4（每

固定的伸展内收畸形小于 10°　　　　　　　　　　　　　有一项

肢体短缩小于 3.2 cm　　　　　　　　　　　　　　　　　减 1 分）

4. 关节活动范围（指数值由活动度数与相应的指数相乘而得分）

前屈	$(0°\sim45°)\times1.0$	
	$(45°\sim90°)\times0.6$	
	$(90°\sim110°)\times0.3$	
外展	$(0°\sim15°)\times0.8$	
	$(15°\sim20°)\times0.3$	5
	大于 20°×0	
伸展外旋	$(0°\sim15°)\times0.4$	
	大于 15°×0	
伸展内旋	任何活动×0	
内收	$(0°\sim15°)\times0.2$	

2. 牛津髋关节评分（OHS）

牛津髋关节评分（表5.40）共包括12项，每一项都有5个答案。每一项从最小难度或最轻到最大难度或最重分别得分1～5分。得分最后加在一起，形成一个从12（最小困难）至60（最大困难）的总分。

表5.40 牛津髋关节评分

评价内容	评分	类别
在过去的4周中		
（1）您怎样描述您髋部的疼痛？	1	没有
	2	很轻
	3	轻微
	4	中度
	5	严重
（2）由于髋部的原因，您自己洗澡和擦干全身有什么困难？	1	没有困难
	2	很少困难
	3	中度困难
	4	非常困难
	5	不能去做
（3）由于髋部的原因，您出入汽车或乘坐公交有什么困难？	1	没有困难
	2	很少困难
	3	中度困难
	4	非常困难
	5	不能去做
（4）您能穿一双短袜、长袜或紧身衣吗？	1	是的，很容易
	2	有一点困难
	3	中度困难
	4	非常困难
	5	不能，做不到
（5）您自己能做一些家庭购物吗？	1	是的，很容易
	2	有一点困难
	3	中度困难
	4	非常困难
	5	不能，做不到
（6）您能走多长时间您的髋部疼痛才会变得很严重？（用或不用手杖）	1	无疼痛/ >30 min
	2	16～30 min
	3	5～15 min

续表

评价内容	评分	类别
	4	只限室内
	5	根本不能
（7）您能爬一层楼梯吗？	1	能，很容易
	2	有一点困难
	3	中度困难
	4	非常困难
	5	不能，做不到
（8）您坐在桌前吃一顿饭后，您从椅子上站起来时髋部有多痛？	1	没有疼痛
	2	轻微疼痛
	3	中度疼痛
	4	非常疼痛
	5	无法忍受
（9）由于髋部的原因，您行走时是否有跛行？	1	罕有/没有
	2	偶尔或仅在开始时
	3	经常，不仅限开始
	4	大部分时间
	5	所有时间
（10）您是否有过突发、严重的疼痛——剧痛、刺痛或痉挛性疼痛	1	没有
	2	只有1天或2天
	3	有些日子
	4	大多数日子
	5	每一天
（11）您髋部的疼痛对您的日常工作（包括家务）影响有多大？	1	一点没有
	2	有一点
	3	中度
	4	极大的
	5	完全的
（12）您髋部的疼痛对您晚上的休息影响有多大？	1	没有
	2	只有1夜或2夜
	3	有些晚上
	4	大多数晚上
	5	每天晚上

3. 美国纽约特种外科医院（HHS）髋关节评分

美国纽约特种外科医院（Hospital for Special Surgery，HHS）髋关节评分（表5.41）由 Pellici 等设计，文献中习惯称之为 HHS 髋关节评分，用于全髋关节置换手术的疗效评价。评分等级为：优，51～60分；良，41～50分；可，31～40分；差，30分及30分以下。

表5.41　HHS 髋关节评分

评价内容	评分
1. 疼痛	
持续性，不能忍受；经常使用强止痛药物	0
持续性疼痛，但是能忍受；偶尔使用强止痛药物	2
休息时有轻微痛或无疼痛；可以进行活动；经常使用水杨酸盐制剂	4
开始活动时痛，活动后好转；偶尔使用水杨酸盐制剂	6
偶尔有轻微疼痛	8
无疼痛	10
2. 走路	
卧床	0
使用轮椅；借助助行器活动	2
行走不用支撑，仅限室内活动（明显受限制）只用一侧支撑，步行少于一个街区（明显受限）使用双侧支撑，短距离行走（明显受限）	4
不用支撑，步行少于1个街区（中度受限）只用一侧支撑，步行大于5个街区（中度受限）使用双侧支撑，活动距离不受限制（中度受限）	6
行走不用支撑，跛行（轻度受限）只用一侧支撑，无跛行（轻度受限）	8
不用支撑，无明显跛行（不受限）	10
3. 功能	
完全依赖和受限制	0
部分依赖	2
独立生活；家务劳动不受限制；购物受限制	4
可以做大多数家务；自由购物；可以做伏案工作	6
很少受限；可以站立工作	8
活动正常	10
4. 运动肌肌力	
关节僵硬伴有畸形	0
关节僵硬，处于良好的功能位	2
肌力：差至可，屈曲弧度小于60°；侧方和旋转活动受限	4
肌力：可至良，屈曲弧度90°；可侧方和旋转活动	6

续表

评价内容	评分
肌力：良至正常，屈曲弧度大于90°；侧方和旋转活动好	8
肌力：正常；活动度正常或接近正常	10
5. 髋臼影像	
环绕透亮区加大	0
环绕透亮区大于2 mm	2
环绕透亮区小于2 mm	4
有两个透亮区	6
有一个透亮区	8
无透亮区	10
6. 股骨影像	
环绕透亮区加大	0
环绕透亮区大于2 mm	2
环绕透亮区小于2 mm	4
近端有透亮区	6
远端有透亮区	8
无透亮区	10

4. Mayo 髋关节评分

Mayo 髋关节评分包括两大部分：一是临床评价（表5.42）（80分），主要包括疼痛（40分）、功能（20分）、活动能力和肌力（20分）；二是放射评价（20分），股骨侧和髋臼侧各10分。总计100分。

表 5.42　Mayo 髋关节评分（临床评价）

评价内容	得分
1. 疼痛（40分）	
无	40
轻微或偶尔	35
中度	20
严重	0
2. 功能（20分）	
步行距离（15分）	
10 个街区	15
6 个街区	12
1～3 个街区	7
室内	2

续表

评价内容	得分
不能行走	0
支撑（5分）	
不用	5
偶尔用	4
必须使用手杖或拐杖	3
使用2个手杖或拐杖	2
依赖助行器	1
不能行走	0
3. 活动能力和肌力（20分）	
开汽车（5分）	
容易	5
困难	3
不能	0
洗脚（5分）	
容易	5
困难	3
不能	0
跛行（5分）	
无	5
轻微	3
严重	0
爬楼梯（5分）	
正常	5
扶栏杆	4
逐级上	2
不能	0

5. JOA 髋关节功能判定标准（表5.43）

表5.43　JOA 髋关节功能判定标准

评价内容	评分（100分满分）	
	右	左
1. 疼痛（40分）		
（1）无	40	40

续表

评价内容	评分（100分满分）	
	右	左
（2）有不安定感（不舒服、疲劳感），无疼痛	35	35
（3）步行时无疼痛（只在步行开始或长距离步行后有疼痛）	30	30
（4）无自发痛，步行时有疼痛，短时间休息后即消退	20	20
（5）有时有自发痛，步行时有疼痛，休息后减轻	10	10
（6）有持续的自发痛或夜间痛	0	0

2. 活动度（20分）

屈曲角度：_____°

伸展角度：_____°

外展角度：_____°

内收角度：_____°

屈曲分数：_____

外展分数：_____

（在活动度评价时，关节角度为10°时，屈曲为1分，外展为2分；但屈曲120°以上全部为12分，外展30°以上全部为8分。屈曲挛缩时则相应减去）

3. 步行能力（20分）

（1）能长距离步行，可快走，步态正常	20
（2）能长距离步行，可快走，伴有轻度的跛行	18
（3）不拄拐杖，能走30 min或2 km，有跛行	15
（4）日常在户外的活动几乎没有障碍	10
（5）无拐杖能走10～15 min或500 m，超过以上限度则需拐杖，有跛行	5
（6）能在户外活动，但有困难，在户外需用双拐	0
（7）几乎不能步行	

4. 日常生活动作（20分）

	容易	困难	不能
（1）弯腰	4	2	0
（2）站着做事（包括家务）（能持续30 min，但需要休息视为有困难；只能坚持15 min，视为不能）	4	2	0
（3）蹲下、起立（需要支持为困难）	4	2	0
（4）上、下楼梯（需要扶手为困难）	4	2	0

6. Wright 髋关节问卷

Wright 髋关节问卷

1. 您白天髋部痛吗（腹股沟区、臀部、大腿、膝部疼痛）?

A. 没有　　　　　　　　　　　B. 活动时偶有

C. 激烈或异常活动后疼痛　　　D. 大多数正常活动后疼痛

E. 疼痛严重，限制活动　　　　F. 病废或卧床不起

2. 您每周是否至少有一次夜间髋痛影响您的睡眠?（在上个月）

A. 没有　　　　　　　　　　　B. 有的

3. 您是否因髋痛而需服用药物?

A. 没有（<1/周）　　　　　　B. 偶尔：镇静剂或 NSAIDS（<每天）

C. 抗炎镇痛药（每天）并或不并偶尔的镇痛剂（<每天）

D. 镇痛剂（每天）并或不并非类固醇消炎镇痛剂

4. 您想或需要行走时，您（通常）能走多远（城市街区 = 1/10 英里，即 0.16 km）?

A. 距离不限或 >10 街区　　　　B. ≥6 街区但 <10 街区

C. >2 街区但 <6 街区　　　　　D. <2 街区

E. 能行走但只限室内　　　　　F. 限于床上或椅子上

5. 您能爬楼梯吗?

A. 正常，不需扶栏杆　　　　　B. 困难，需扶栏杆

C. 因髋部疼痛，每次只能上一个台阶（任何方式）

D. 因为髋部部疼痛，不能爬楼

6. 在走到您髋部部感到疼痛（或至少 6 个街区）后，您是否因髋部而跛行?

A. 无　　B. 轻度　　C. 中度　　D. 重度

7. 您是否因髋部而用过手杖、拐或助行器?

A. 没有　　　　　　　　　　　B. 长距离用手杖（2～10 个街区）

C. 只在室外用单手杖或拐　　　D. 在室内外都用单手杖或拐

E. 双手杖，或双拐，或助行器，或轮椅，或卧床

8. 您是否能自己穿鞋和袜子?

A. 没问题　　B. 有困难或因髋部而需辅助　　C. 不能或需别人帮助

9. 您是否能顺利地从椅子上站起或坐下?

A. 不需上肢支撑能从椅子上站起来，并且能坐 ≥2 h

B. 不需上肢支撑能从椅子上站起来，但因髋部疼痛只能坐 <2 h

C. 需上肢支撑能从椅子上站起来，并且能坐 ≥2 h

D. 不能独自从椅子上站起来或需上肢支撑站起来，并能坐 <2 h

10. 您能否乘坐公共交通工具?

A. 能　　　　　　　　　　　　B. 因为髋部不能

11. 您能否驾车?

A. 能　　B. 因为髋部的原因有困难　　C. 因为髋部不能

12. 您能否做您的工作或家务?

A. 能做平常的工作或家务　　B. 因为髋部的原因更换工作

C. 因为髋部的原因不能

13. 您能否做您想做的娱乐活动（爱好、运动、其他）?

A. 正常　　　　　　　　　　B. 因为髋部的原因而改变活动

C. 因为髋部的原因不能

14. 您的髋是否影响您的性生活（质量或频率）?

A. 没问题　　　　　　　　　B. 因为髋部的原因困难

15. 您能洗盆浴吗?

A. 能　　　　　　　　　　　B. 因为髋部的原因不能

16. 您是否注意到两腿长度的差异?

A. 没有　　　　　　　　　　B. 是的

四、骨盆髋臼骨折评分

骨盆髋臼骨折属于一种严重的创伤。有数据表明，其早期致死率约为 10%。在多发伤患者中，骨盆骨折发生率为 20%～30%，其中 50% 的患者常合并血管神经和盆腔脏器的损伤，其致死率高达 68%。同时，骨盆环的不稳定损伤往往给预后带来多种影响。因此，对该类损伤特别是不稳定骨折治疗的评价更为复杂。

针对复杂的骨盆环，首先被广泛应用的是 Orlando 骨盆疗效评分。Cole 等提出的评分表较全面地详述了骨盆骨折治疗后恢复的分级以及患者对骨折的反应、对环境的应激反应状况等，从身体检查、疼痛、工作或活动状况、影像学资料等方面设计了满分为 40 分的疗效随访表，在项目设计上更为全面，亦被广泛应用。

Iowa 骨盆评分则着眼于日常生活活动的骨盆应力作用，以此反应骨盆康复的情况。

Majeed 等提出了针对骨盆骨折的量化评价系统。该标准从疼痛、工作、就座、性生活和站立五方面分别评分，满分为 100 分，而对伤前无工作患者满分为 80 分（工作一项不计分），并进一步分为优、良、中、差 4 级。作者同时提出了骨折满意复位的标准：前方或后方垂直移位小于 5 mm，前方水平移位小于 1 cm，后方水平移位小于 5 mm。

关于骨折复位标准，Matta 等提出的标准是根据 3 个位置的骨盆平片（前后位、入口位和出口位）上骨折最大移位距离，≤4 mm 为优，5～10 mm 为良，10～20 mm 为中，超过 20 mm 为差。此标准与 Orlando 骨盆疗效评分有相似之处。

另外，还有一些改良或扩充骨盆疗效的评价表，在此不再赘述。总而言之，骨盆的疗效评价是个复杂却有意义的工作，对治疗的评价和进一步的治疗方案制定都有一定的指导意义。

1. Orlando（Cole）骨盆疗效评分（表5.44）

表 5.44　Orlando（Cole）骨盆疗效评分

评价内容	描　　述	评分
功能性疼痛	继发于身体活动的疼痛	
	没有	5
	只在剧烈活动后疼痛	4
	爬楼、举重物、割草或其他中等强度的活动时有轻度疼痛	3
	活动开始时有中度疼痛和间歇性根性疼痛	2
	坐或站超过 1 h 就有疼痛，需要经常变换姿势	1
	与活动无关的慢性严重疼痛	0
主观性疼痛	休息和步行时的平均值，基于 1（无痛）到 10（严重疼痛）的得分	
	1～2 分	4
	3～4 分	3
	5～6 分	2
	7～8 分	1
	9～10 分	0
镇痛剂应用	术后应用镇痛剂超过 12 周	
	否	1
	是	0
活力状态	能够继续以前的工作、家务活、娱乐活动	
	没有受限	10
	有些受限	8
	受限，比如容易疲劳、不能举起像损伤前那么重的东西	6
	明显受限，需要从工作状态转为兼职，久坐或有限制；家务活动需要帮助；或避免剧烈娱乐	4
	不能重做原来的任何工作、家务活、娱乐活动；不能驾车；上楼或买东西需要帮助	2
	不能重做原来的任何工作、家务或娱乐活动；日常活动需要帮助	0
体检	步态	
	正常步态	4
	疼痛步态或跛行	3
	需要辅助装置（拐杖）	2
	需要辅助装置（助行器，偶尔需要轮椅）	1
	不能行走	0

续表

评价内容	描 述	评分
	Trendelenburg 征	
	阴性	1
	阳性	0
	下肢肌群的力量屈/伸	
体检	双侧大腿屈和伸≥5/5（次）	1
	大腿屈或伸＜5/5（次）	0
	外展/内收	
	双大腿外展和内收≥5/5（次）	1
	大腿外展和内收＜5/5（次）	0
	活动范围	
	躯体和髋部活动范围正常	1
	躯体屈曲＜90°，髋屈曲＜90°，或与对侧比较，髋部内旋	0
	或外旋差别＞20°	
	后侧（骶髂关节间隙正常＝4 mm）	
	移位≤0.5 cm，不伴有骶髂关节反应性改变	6
	移位≤0.5 cm，伴有骶髂关节反应性改变	5
	移位＞0.5 cm 和≤1.0 cm	4
骨盆片（前后位、入口位、出口位）	移位＞1.0 cm	2
	不愈合	0
	前侧（耻骨联合间隙正常＝0.5 cm）	
	移位≤0.5 cm	4
	移位＞0.5 cm 和≤1.0 cm	3
	移位＞1.0 cm 和≤2.0 cm	1
	移位＞2.0 cm	0

资料来源：J. D. Cole, D. A. Blum, L. J. Ansel, "Outcome after fixation of unstable posterior pelvic ring injuries," *Clin Orthop Relat Res*, 1996, no. 329, pp. 160 – 179.

2. Iowa 骨盆评分（表5.45）

表5.45 Iowa 骨盆评分

日常活动能力		单项评分
日常活动能力20分，每问1分_____		
行走 1.6 km	是/否	工作史_____
手持便弯腰	是/否	没改变（20分）_____
携带食品袋	是/否	有改变，但仍全职（15分）____
整理床铺	是/否	兼职（10分）_____

续表

日常活动能力 日常活动能力 20 分，每问 1 分_____		单项评分
乘坐汽车	是/否	不能（5 分）_____
坐较长时间（看电影）	是/否	疼痛
晚上去走亲访友	是/否	没有，不明显（25 分）_____
站 1 h 或更久（排队）	是/否	偶尔用药（20 分）_____
用耙子拢树叶或给草坪割草	是/否	常规用药（15 分）_____
照看小儿	是/否	住院/手术（5 分）_____
用扫帚清扫地面	是/否	跛行
穿衣服不用辅助	是/否	没有（20 分）_____
做饭	是/否	有（15 分）_____
轻便的娱乐活动（打保龄球、跳舞）	是/否	应用器具（10 分）_____
剧烈的娱乐活动（慢跑、网球）	是/否	不能行走（5 分）_____
蹲坐	是/否	可视性疼痛线_____
正常上下楼	是/否	美观
上下楼梯时要调整（一次走一个楼梯）	是/否	不明显_____
需要过头的活动	是/否	明显改变_____
舒适的睡眠	是/否	

疼痛线

[---]
0   10
没有疼痛   难以忍受的疼痛

资料来源：D. Templeman, J. Goulet, P. Duwelius, *et al.*, "Internal fixation of displaced fractures of sacrum," *Clinical Orthopaedics & Related Research*, 1996, no. 329, pp. 180 – 185.

3. 骨盆骨折后的功能评价系统（表 5.46）

表 5.46　骨盆骨折后的功能评价系统

评价内容	评分
1. 疼痛（30 分）	
休息时剧烈，持续疼痛	0～5
活动时剧烈	10
能忍受，但限制活动	15
中度活动时有，休息后消失	20
轻度，间断，活动正常	25

续表

评价内容	评分
轻微，偶尔或没有疼痛	30
2. 工作（20分）	
没有正式工作	0～4
轻工作	8
变换工作	12
工作未变，但成绩下降	16
工作未变，表现未变	20
3. 坐（10分）	
疼痛	0～4
如延长或困难则有疼痛	6
不舒服	8
自由	10
4. 性生活（4分）	
疼痛	0～4
如延长或困难则有疼痛	6
不舒服	8
自由	10
5. 站（36分）	
A. 行走辅助（12分）	
卧床或几乎卧床	0～2
轮椅	4
双拐	6
双手杖	8
单手杖	10
不需手杖	12
B. 独立步态（12分）	
不能走或几乎不能走	0～2
拖着走小步	4
明显跛行	6
中度跛行	8
轻微跛行	10
正常	12
C. 行走距离（12分）	
卧床或能走几米	0～2

续表

评价内容	评分
非常有限的时间和距离	4
限于用手杖，如不延长站立时间则困难	6
用手杖 lh，限在外面	8
不用手杖 1 h，轻微疼痛或跛行	10
对其年龄和一般情况来说正常	12

4. Majeed 骨盆骨折评价标准（表 5.47）

评分等级为：优，85 分及以上；良，70 ～ 84 分；可，55 分～ 69 分；差，55 分以下。

表 5.47　Majeed 骨盆骨折评价标准

评价内容	评分
1. 疼痛（30 分）	
休息时严重、持续性疼痛	0～5
活动时严重疼痛	10
可以耐受，但活动受限	15
可以进行中度程度的活动，休息后疼痛消失	20
轻度且间歇性的，活动正常	25
轻微，偶尔或无疼痛	30
2. 工作（20 分）	
无规律性工作	0～4
轻体力工作	8
改换职业	12
从事原来职业，减少劳动强度	16
从事原来职业，劳动强度不变	20
3. 坐（10 分）	
疼痛	0～4
久坐疼痛或不舒服	6
不适	8
自如	10
4. 性交（4 分）	
疼痛	0～1
时间延长会疼痛或不舒服	2
不适	3
自如	4

续表

评价内容	评分
5. 站（36 分）	
A. 辅助行走（12 分）	
卧床不起或近似	0～2
轮椅	4
双拐杖	6
双手杖	8
一个手杖	10
不需手杖	12
B. 步态（12 分）	
不能行走或近似	0～2
步履蹒跚	4
明显跛行	6
中度跛行	*8*
轻度跛行	10
正常	12
C. 步行距离（12 分）	
卧床不起或仅能走几步	0～2
行走时间和距离非常受限	4
借助手杖且受限，但是站立时间不受限制	6
借助手杖步行 1 h，不受限制	8
不用手杖 1 h，轻微疼痛或跛行	10
与年龄和全身状况相符，正常	12

5. 髋臼骨折疗效分级标准

髋臼骨折疗效分级标准，即由 Matta 改良 Merled' Aubigne 和 Postel 髋关节评定标准（表 5.48）。评分等级为：优，18 分及以上；良，15～17 分；可，13～14 分；差，13 分以下。

表 5.48 改良 Merled' Aubigne 和 Postel 髋关节评分

评价内容	评分
1. 疼痛	
无	6
轻微或间歇	5
步行以后，但是可以缓解	4
中度疼痛，但是患者能够行走	3

续表

评价内容	评分
严重，不能行走	2
2. 步行	
正常	6
不用拐杖，但轻微跛行	5
长距离行走需要拐杖	4
即使有拐杖活动也受限	3
非常受限	2
不能行走	1
3. 活动度[1]	
95%～100%	6
80%～94%	5
70%～79%	4
60%～69%	3
50%～59%	2
<50%	1

1) 活动度指的是正常髋关节活动度（包括屈伸、内收、外展、内外旋转）总和的百分数。

MeHed' Aubigne 和 Postel 评分还包括患者对疼痛的主观评价。检查医师询问患者，根据其对 6 个问题的回答给出相应分数：①您是否有些疼痛？②如果疼痛，您是否需要药物？③您是否有髋关节骨折以前能做的活动而现在不能做了？④您能坐很长一段时间，还是因髋痛或僵硬需要不时地活动一下？⑤您是否参加运动或锻炼活动，活动时是否受限制？⑥您工作吗？是否重返伤前岗位？

患者对这些问题回答"没问题"的给 6 分；个别参加高标准的运动（如马拉松、三项全能或大学运动会）但损伤后能力下降的患者给予 6 分；对轻度或间歇性的症状或限制，也就是说疼痛或不适与激烈活动有关但不需镇痛剂，坐一两个小时后僵硬，疼痛或僵硬与天气相关的患者给 5 分；需要止痛药，疼痛限制行走或工作的患者给 4 分或更少。

五、膝关节功能评分

膝关节生理功能障碍或发生病理性改变会严重影响日常生活，伤残后将直接影响患者的生存质量。如何判断患者膝关节疾病的程度、评价治疗的效果、比较不同治疗方法的优劣等，长期困扰着膝关节外科医生。随着循证医学的深入，外科医生越来越重视临床数据的采集和分析研究。功能评分是一种方便有效地采集临床数据的方法，近几年由患者自我完成的关节功能评价结果越来越受到重视。目前，国内外有很多针对膝关节功能的评分系统。但由于膝关节解剖结构和功能活动的复杂性，及其在日常生活和体育运动中的重要性，评分的标准很难准确界定，评分的项目难以顾及全面。因此，全面了解膝关节功能评分现状，综合应用，取长补短，做好对现有评分系统的改进与升级，显得尤为重要。

1. Lysholm 膝关节评分

Lysholm 膝关节评分由 Lysholm 和 Gillqui 于 1982 年提出的。Lysholm 评分的可靠性、有效性和敏感性已被国际文献所证实。其中，可靠性是指评价的可重复性，有效性是指评价内容、标准和评价编制的正确性，敏感性是指评价结果随着时间和治疗的变化程度。

Lysholm 膝关节评分（表5.49）由 8 项问题组成，分值为 0～100 分。评分等级为：优秀，95 分及以上；良好，85～94 分；尚可，65～84 分；差，小于 65 分。

表5.49 Lysholm 膝关节评分

评价内容	评分
1. 疼痛（25 分）	
膝关节无疼痛	25
膝关节剧烈发力时有间歇性疼痛	20
膝关节剧烈发力时有显著疼痛	15
步行超过 2 km 后膝关节有显著疼痛	10
步行少于 2 km 后膝关节有显著疼痛	5
膝关节有连续疼痛	0
2. 不安定度（25 分）	
膝关节从无失控现象	25
运动或剧烈发力时膝关节罕有失控现象	20
运动或剧烈参力时膝关节频繁失控	15
日常活动时膝关节偶然失控	10
日常活动膝关节经常失控	5
每走一步膝关节就会失控	0
3. 闭锁感（15 分）	
膝关节无闭锁感或束缚感	15
膝关节有持续束缚感，但没有闭锁感	10
膝关节偶尔有闭锁感	6
膝关节时常有闭锁感	2
膝关节不能运动	0
4. 肿胀度（10 分）	
膝关节从不肿胀	10
剧烈发力时膝关节肿胀	6
正常发力时膝关节肿胀	2

续表

评价内容	评分
膝关节经常肿胀	0
5. 跛行 (5 分)	
不跛行	5
有轻微跛行或周期性跛行	3
有剧烈而频繁的跛行	0
6. 楼梯攀爬 (10 分)	
不会因为膝关节问题而出现爬楼梯困难	10
因为膝关节的原因,爬楼梯有轻度困难	6
因为膝关节的原因,爬楼梯每次只能迈一步	2
因为膝关节的原因,完全不能爬楼梯	0
7. 蹲姿 (5 分)	
下蹲无任何问题	5
因为膝关节的原因,下蹲有轻度困难	4
下蹲不能超过 90°	2
因为膝关节原因,下蹲根本不能完成	0
8. 使用支撑物 (5 分)	
不用任何支撑物	5
需用拐杖或腋仗	2
由于膝关节的原因,支撑身体重量是不可能的	0

2. Tegner 运动评级法

对膝关节韧带损伤所造成的功能损失及恢复水平,Lysholm 曾提出了评价标准,即 Lysholm 膝关节评分法。此后,Tegner 根据 WHO 所公布的有关残疾定级的原则,对膝关节损伤所造成的病损、失能和残障提出了评价标准;并于 1985 年和 Lysholm 共同制定了运动和日常活动能力的评级法,即 Tegner 运动评级法 (表 5.50)。这两项评价标准在世界范围内已被广泛应用。

(1) 对病损评价:以关节镜检所见,麻醉下稳定试验结果,Cybex 运动器于 0° 位、30° 位和 60° 位等长肌力测量结果作为评价的依据。

(2) 对失能评价:用 Lysholm 评分法。

(3) 对残障评价:用 Tegner 运动评级法。

表 5.50　Tegner 运动评级法

运动水平	能参加的运动或工作
10 分	竞赛运动,如足球 (国家或国际级)
9 分	竞赛运动,如足球 (低级别)、冰球、角力、体操
8 分	竞赛运动,如曲棍球、回力球或羽毛球、田径运动 (跳跃类等)、高山跳跃滑雪

续表

运动水平	能参加的运动或工作
7 分	竞赛运动，如网球、田径运动（跑类）、摩托车越野赛、手球或篮球娱乐性运动、足球、曲棍球或冰球、回力球（壁球）、田径（跳跃）、越野、娱乐或竞赛类、越野识图赛
6 分	娱乐性运动，如网球或羽毛球、手球或篮球、高山跳跃滑雪、跑步（至少每周 5 次）
5 分	工作，如重劳动（建筑、林业）；竞赛运动，如自行车、越野滑雪；娱乐性运动，如跑步（不平地面，每周 2 次以上）
4 分	工作，如中等劳动（货车司机、清洁工）；娱乐性运动，如自行车、越野滑雪、跑步（平整地面，每周 2 次以上）
3 分	工作，如较轻度劳动（护理）；竞赛或娱乐性运动，如游泳、不平整林区步行
2 分	工作，如轻劳动；娱乐活动，如不平整地面行走
1 分	工作，如秘书；娱乐活动，如平整地面行走
0 分	膝部问题而病退或残弱人员

3. 牛津膝关节评分

牛津膝关节评分问卷于 1998 年于牛津大学创建，由患者自我完成，从两种基本的健康评价系统——SF-36 和 HAQ（health assessment questionnaire）发展而来。其简短、实用、可靠，对于临床重要变化高度敏感，因此比其他的患者自评问卷（如 SF-36 或 Arthritis Impact Measurement Scale）更具精确性。该评分由 12 个项目组成（表 5.51）。

表 5.51 牛津膝关节评分问卷

评价内容	评分
5 项关于疼痛（40%）	
1. 您怎样描述来自膝关节的疼痛？	
不痛	
十分微弱	4
微弱	3
中等	2
剧烈	1
2. 在您的膝关节出现剧烈疼痛之前您能走多长路程（用或不用拐杖)？	
30min 以上	5
16～30 min	4
5～15 min	3
只能在房屋周围	2
疼得完全不能走动	1
3. 坐位吃饭后，从椅子上起来您的膝关节会有多强烈的疼痛？	

续表

评价内容	评分
没有疼痛	5
轻微疼痛	4
中等疼痛	3
非常疼痛	2
难以忍受的疼痛	1
4. 夜间睡眠时您膝关节的疼痛会给您带来麻烦么?	
从来不会	5
只有一两晚	4
有些晚上	3
很多晚上	2
每天晚上	1
5. 膝关节的疼痛会如何干扰您的工作或家务活动?	
从不	5
轻微	4
中等	3
极度	2
完全	1

7 项关于功能（60%）

6. 您洗澡的时候膝关节是否会给您带来不便?	
没有不便	5
轻微不便	4
中等不便	3
极度不便	2
完全不能	1
7. 乘坐公共交通工具时您会不会因为膝关节的原因在进出时有困难?	
没有困难	5
轻微困难	4
中等困难	3
极度困难	2
完全不能	1
8. 因为膝关节的原因，在步行时您是否跛行?	

续表

评价内容	评分
从不或极少	5
有时或只在开始阶段	4
经常，但是不在开始阶段	3
大多数时候	2
是的，很容易发生	1
9. 您能在不后仰的情况下跪下和起立么？	
是的，很轻松	5
有一点困难	4
有中等难度	3
有极大的困难	2
没有可能	1
10. 您会不会感到您的膝关节会失去控制或使您跌倒？	
从不或极少	5
有时或只在开始阶段	4
经常，但是不在开始阶段	3
大多数时候	2
是的，很容易发生	1
11. 您能独立完成家庭购物么？	
是的，很轻松	5
有一点困难	4
有中等难度	3
有极大的困难	2
没有可能	1
12. 您能走下一段陡峭的楼梯？	
是的，很轻松	5
有一点困难	4
有中等难度	3
有极大的困难	2
没有可能	1

将12项得分相加，总分为12～60分不等。该评分对评价全膝关节置换具有较好的效果，也应用于全膝关节成形术中。当然，该评分也有许多不足之处：①对于患者情况的描述过于简单，很难让患者准确而正确地完成评分；②在该评分系统中没有涉及合

并症的容量值，做全膝关节置换手术的患者大多是老年人，很多患者患其他病或关节炎，从而影响了其他关节功能；③没有一个公认的人群得分标准，所以对得分的评价完全取决于临床经验。

4. AKS 评分

AKS 评分是 1989 年由美国膝关节协会（the American knee society，AKS）提出的另一种膝关节综合评分标准。问题得分采用变量加权方法，由关节性评分和功能性评分两大部分组成。

（1）关节性评分：对膝关节的疼痛、稳定性、活动度进行评价。最高得分为 100 分，满分的标准为无疼痛感，膝关节牢固结合并能进行 125°以上的活动，没有任何前后内外的不稳定感。俯屈挛缩、主动伸展不全、力线不良则要在总分中进行相应的扣除。

（2）功能性评分：对步行距离和攀爬楼梯进行评价。最高得分也为 100 分，可以不受限地行走和正常上下楼梯的个人可以得满分。用拐杖或腋杖要在总分中进行相应的扣除。

AKS 评分全面评价了膝关节的整体功能和形态，更精确地评价了关节自身条件。自 1989 年提出以来，AKS 评分被广泛运用于全膝置换患者术前、术后评分；还有效地解决了在 HSS 评分中年龄相关疾病引起评分下降的问题，在患者长期随访的过程中避免了更大的偏倚。

关节置换术已被证明为一种有效、有价值的医疗措施。随着人口老龄化加剧，关节置换的临床例数大大增加。在美国，仅 1995 年就有 243919 例全膝置换手术，预计到 2030 年将达到 454000 例。评价关节置换术成功与否，检测其治疗对于关节功能恢复的有效性，还是要靠相关评分来做一个量的评定。AKS 评分在相关的研究报道中被证明是比较客观、公正、全面地反映了术后患者的恢复情况。Kreibich 等在 1996 年曾评价 AKS 是功能评分中最为敏感的，Konig 等在 1997 年评价 AKS 是对术后患者进行随访连续性最强的评分，Ryd 等在 1997 年也提出 AKS 比其他评分拥有更高的可靠性。

通过 AKS 评分，我们能了解到术后患者长期的恢复情况。有研究表明，患者在术后 10～12 年中，在无并发症的情况下，AKS 评分能非常显著地检测出随着年限的增长人工关节的损耗程度，这无疑为改良人工关节材料和手术方式提供了依据。还有研究表明，连续随访的患者膝关节功能比同年限不连续随访的患者要好，这说明评分在指导患者康复和功能锻炼方面也有一定的作用。因此，AKS 评分在近年已逐渐取代 HSS 评分，成为评价全膝关节置换术最为有效的评分。

关节性评分已被证实与关节造形术的状况有密切相关性，不受患者年龄以及身体健康状况的影响；功能性评分则会受到患者年龄和医疗条件的影响。AKS 评分对评价全膝关节置换及膝关节成形术的状况具有较好的效果；与 Oxford Knee Score 相比，它对治疗 5 年以上的患者临床评价有更高的有效性。

5. 膝关节损伤和骨关节炎结果评分（KOOS）

膝关节损伤和骨关节炎结果评分（KOOS）由患者自评，用于大范围评价膝关节各种损伤及骨关节炎，捕获疼痛或其他各种症状，日常生活、休闲娱乐及体育运动的关节功能状况，以及与膝关节有关的日常生活质量。

该评分系统由 5 个子域共 42 个单独的小项组成：

（1）症状（7项）：①您的膝关节是否有隆起；②当您的膝关节运动时，您是否能听到摩擦、碎裂或其他声音；③在运动时您的膝关节是否会锁定或吊起；④您是否能完全伸直膝关节；⑤您能否完全弯曲膝关节；⑥早晨第一次醒来您的膝关节有多僵硬；⑦在一天中的其他时间，当您坐下、躺下或者休息后膝关节有多僵硬。

（2）疼痛（9项）：①您多久能感觉到膝关节疼痛；②扭曲和旋转您的膝关节；③完全矫直膝关节；④完全弯曲膝关节；⑤在平地上走动；⑥上下楼；⑦晚上在床上；⑧坐着或躺着；⑨直立。

（3）日常生活活动（17项）：①下楼梯；②上楼梯；③坐下到起身；④站立；⑤盘坐在地上或拾起物体；⑥在平整表面行走；⑦进出私家车；⑧去购物；⑨穿袜子；⑩从床上起来；⑪脱下袜子；⑫躺到床上；⑬进出浴盆；⑭坐下；⑮上厕所；⑯繁重的家务；⑰轻松的家务。

（4）娱乐及运动功能（5项）：①下蹲；②跑步；③跳跃；④扭动或旋转您受伤的膝关节；⑤伸直膝关节进行抬腿。

（5）与膝关节关的生活质量（4项）：①您多久能意识到膝关节的不适；②为了避免对膝关节的潜在性损伤活动，您有没有改良您的生活方式；③您对您的膝关节抱有多大信心；④您的膝关节给您带来了多大困难。

KOOS 由 WOMAC 发展而来，在长期或短期的原发或由关节损伤继发的骨关节炎评价中具有显著的优势。因为其可靠、有效及高应答性，在相关论著中，该评分在与膝关节相关的临床实践和研究设定中被誉为最适用的健康评价系统。该评分用于评估有膝关节损伤、软骨损伤，或处于各个阶段的骨关节炎的年轻患者及活动范围大的患者短期或长期的症状及功能，也可用于矫形手术（如前交叉韧带重构、半月板切除术及全膝关节置换）的术后评价。

6. 高活性关节成形术评分（HAAS）

大多数膝关节功能评分系统将评分重点放在"疼痛"与"日常生活活动"两方面。这对于评价患者的膝关节术前功能状态是非常必要的，因此时患者的活动大多被严格限制，症状以疼痛为主。但这样就不能精确区分出运动能力较强的患者的关节状况，如参加娱乐及体育运动的患者。针对这种情况，通过减少"疼痛"评分与增加"运动"评分，高活性关节成形术评分（HAAS）致力于评价年轻患者和运动能力较强的患者真实的关节功能状况。该评分由患者自我完成，包含4个子域：步行、跑步、攀爬楼梯和活动能力（表5.52）。

表 5.52　高活性关节成形术评分

评价内容	评分
1. 步行（5分）	
在崎岖道路上步行超过1 h	5
在平坦或崎岖的道路上步行无困难	4
在平坦道路上步行不受限，不能在崎岖道路步行	3
在平坦道路上步行至少30 min	2

续表

评价内容	评分
能独立步行不多于 20 m	1
使用辅助工具才能步行短距离甚至更差	0
2. 跑步（4 分）	
多于 5 km	4
慢跑最多 5 km	3
能轻松跑过马路	2
必要下跑几步躲过车辆	1
不能跑	0
3. 攀爬楼梯（3 分）	
能够一次跨两阶楼梯	3
攀爬楼梯不用手杖	2
攀爬楼梯要用拐杖	1
不能攀爬楼梯	0
4. 活动能力（6 分）	
可进行竞争性体育运动，如单人网球、跑步 >10 km、骑单车 >80 km	6
社会体育，如双人网球、滑雪、慢跑 <10 km、高冲击性有氧运动	5
剧烈的娱乐活动，如登山、低冲击性有氧运动、繁重的庭院维护、手工作业或耕作	4
中度娱乐活动，如打高尔夫、轻松的庭院维护、轻松的工作活动	3
轻松的娱乐活动，如短距离散步、草地滚球	2
只是必要的户外活动，如步行短距离去商店	1
只能闲居家中	0

7. HSS 膝关节评分

1976 年，美国纽约特种外科医院（HSS）提出了一个总分为 100 分的膝关节评分系统（表 5.53）。评分等级为：优，85 分及以上；良，70～84 分；中，60～69 分；差：60 分以下。与 AKS 评分相比，HSS 评分在近年来使用率逐渐下降，也就是说逐渐被 AKS 评分所取代。即便如此，HSS 评分在全膝关节置换术手术前后关节功能的恢复及手术前后的比较仍然具有相当高的正确性，尤其是手术后近期的评分，可以全面评价髋关节及股胫关节的运动情况。不过较为遗憾的是，目前国际上对于其有效性、敏感性还未见正式的随访或评价。

表 5.53　HSS 膝关节评分

评价内容	评分
1. 疼痛（30 分）	
任何时候均无疼痛	30

续表

评价内容	评分
行走时无疼痛	15
行走时轻微疼痛	10
行走时中等疼痛	5
行走时严重疼痛	0
休息时无疼痛	15
休息时轻微疼痛	10
休息时中等疼痛	5
休息时重度疼痛	0
2. 功能（22 分）	
行走，站立无限制	12
行走 5～10 街区（2500～5000 m）	10
行走 1～5 街区（500～2500 m）	8
行走少于 1 街区（500 m）	4
不能行走	0
能上楼梯	5
能上楼梯，但需支具	2
屋内行走，无需支具	5
屋内行走，需要支具	2
3. 活动度（18 分）	
每活动 8°得 1 分，最高 18 分	
4. 肌力（10 分）	
优：完全能对抗阻力	10
良：部分对抗阻力	8
中：能带动关节活动	4
差：不能带动关节活动	0
5. 屈膝畸形（10 分）	
无畸形	10
小于 5°	8
5°～10°	5
大于 10°	0
6. 稳定性（10 分）	
正常	10
轻微不稳 0°～5°	8
重度不稳 5°～10°	5

续表

评价内容	评分
严重不稳，大于15°	0
7. 减分项目	
单手杖	1
单拐杖	2
双拐杖	3
伸直滞缺 5°	5
伸直滞缺 10°	3
伸直滞缺 15°	2
每 5°外翻扣 1 分	
每 5°内翻扣 1 分	

六、距小腿关节（踝关节）评分

1. AOFAS 踝 - 后足指数评分

AOFAS（美国矫形足踝学会，American orthopedic foot and ankle society）踝 - 后足评分：骨折临床愈合后 3 个月随访复查，并给予距小腿关节功能评分。分别对疼痛、行走能力、步态、前后足活动、踝 - 后足稳定性、足部对线进行评价，满分为 100 分，75 分及以上为优良（表 5.54）。

表 5.54　AOFAS 踝 - 后足指数评分

评价内容	分级	评分
疼痛（40 分）	无	40
	轻度，偶见	30
	中度，常见	20
	中度	0
功能（50 分）		
1. 活动受限，支撑需求	无活动受限，无需支撑	10
	日常活动不受限，娱乐活动受限，无需支撑	7
	日常活动、娱乐活动受限，扶手杖	4
	日常活动、娱乐活动严重受限，需助行器、扶拐、轮椅或支架	0
2. 最大步行距离（街区）	>6 个	5
	4～6 个	4
	1～3 个	2
	<1 个	0

续表

评价内容	分 级	评分
	任何地面无困难	5
3. 地面步行	走不平地面、楼梯、斜坡，爬梯时有困难	3
	走不平地面、楼梯、斜坡，爬梯时很困难	0
	无，轻微	8
4. 步态异常	明显	4
	显著	0
5. 前足活动	正常或轻度受限（≥30°）	8
（屈/伸）	中度受限（15°～29°）	4
	重度受限（<15°）	2
6. 后足活动	正常或轻度受限（正常的75%～100%）	6
（内翻加外翻）	中度受限（正常的25%～74%）	3
	重度受限（<正常的25%）	0
7. 踝-后足稳定性	稳定	8
（前后、内翻-外翻）	明显不稳定	0
足部对线	优：跖屈足，踝-足排列整齐	10
（10分）	良：跖屈足，踝-足明显排列成角，无症状	5
	差：非跖屈足，踝-足严重对线不齐，有症状	0

该量表为距小腿关节、距下关节、距舟关节、跟骰关节的功能水平分级，可用于距小腿关节置换、距小腿关节融合术、距小腿关节不稳定手术、距下关节融合术、距下关节不稳定手术、距舟关节融合术、跟骰关节融合术、跟骨截骨术、跟骨骨折、距骨骨折以及距小腿关节骨折。

该量表在已发表的临床量表基础上修改而来。患者无疼痛，完全范围的前足和后足活动，无距小腿关节或后足的不稳定，良好的对线，步行能超过6个街区，能在任何地面步行，无可辨别的跛行，无日常活动、娱乐活动受限，步行无需辅助器材，则可能得到100分（其中功能50分，疼痛40分，对线10分）。临床上不可能确定孤立的距小腿关节活动范围，因此用测角器测量背屈和跖屈活动度，描述为前足活动；后足活动用正常值百分数表示。关节可被动脱位或严重半脱位，则确定为不稳定。

2. Kofoed 评分标准

Kofoed 评价标准共分4项，合计100分（表5.55）。评分等级为：优，85～100分；良，75～84分；及格，70～74分；差，低于70分。

表5.55 Kofoed 评分标准

评价内容	评分
1. 疼痛（满分为50分，为基本分）	

续表

评价内容	评分
无疼痛	50
行走开始时疼痛	40
行走时疼痛	35
偶尔负重性疼痛	35
每次负重时都有疼痛	15
检查时疼痛或自发疼痛	0
2. 功能（满分为30分，为加分）	
足趾行走	3
足跟行走	3
正常节律上下楼梯	6
单腿站立	6
无辅助性行走	6
不用骨科足支具	6
3. 活动度（满分为20分，为加分）	
伸：≥10°	5
5°～9°	3
＜5°	1
屈：≥30°	5
15°～29°	3
＜15°	1
旋前：≥20°	3
10°～19°	2
＜10°	1
旋后：≥30°	3
15°～29°	2
＜15°	1
负重时外翻：＜5°	2
5°～10°	1
＞10°	0
负重时内翻：＜3°	2
4°～7°	1
＞7°	0

3. 中国人工距小腿关节置换疗效评价标准（CMFS）

使用中国人工距小腿关节置换疗效评价标准（CMFS，2005 年，试用）评价术前情况和术后疗效，对照评价，更加实用和准确，包括疼痛（50 分）、功能（30 分）、活动度（10 分）、辅助器（10 分）4 项，更为合理，合计 100 分（表 5.56）。评分等级为：优，85～100 分；良，75～84 分；可，70～74 分；差，70 分以下。

表 5.56　中国人工踝关节置换疗效评价

评价内容	评分
1. 疼痛（50 分）	
无痛	50
偶痛	40
痛	20
经常痛	0
2. 功能（30 分）	
快走，正常上下楼	30
平步走 1000 m，下楼僵硬	20
跛行	10
行走困难	0
3. 活动度（10 分）	
背伸≥10°	2.5
5°～9°	1.5
<5°	1
跖屈≥20°	2.5
15°～19°	1.5
<15°	1
旋前≥20°	2.5
10°～19°	1.5
<10°	1
旋后≥20°	2.5
15°～19°	1.5
<15°	1
4. 辅助器（10 分）	
不用	10
用单腋杖	5
双杖	0

4. Olerud-Molander 距小腿关节骨折功能评分

Olerud 和 Molander 于 1984 年提出一种评价距小腿关节骨折患者疗效的评分，完全由患者自评，包括疼痛、关节僵硬、肿胀、上楼梯、跑步、跳跃、蹲、助行工具及工作能力共 9 项内容，满分为 100 分（表 5.57）。目前，该评分已应用于各类型的距小腿关节骨折、胫骨远端骨折、第五跖骨基底部骨折等的疗效评价。

表 5.57　Olerud-Molander 距小腿关节骨折功能评分

评价内容	程　　度	评分
1. 疼痛	无	25
	在不平地路上行走时有疼痛	20
	在室外平地上行走时有疼痛	10
	在室内行走时有疼痛	5
	严重，持续性	0
2. 关节僵硬	无	10
	有	0
3. 肿胀	无	10
	仅夜间肿胀	5
	持续性肿胀	0
4. 上楼梯	正常	10
	减弱	5
	不能	0
5. 跑步	能	5
	不能	0
6. 跳跃	能	5
	不能	0
7. 蹲	能	5
	不能	0
8. 助行工具	不需要	10
	绷带	5
	手杖或腋杖	0
9. 工作能力	与受伤前一样	20
	速度下降	15
	换成较简单的工作或兼职	10
	工作能力严重受损	0

5. Mazur 距小腿关节功能评分

Mazur 距小腿关节功能评分是一种侧重关节功能的评分系统，由 Mazur 在 1979 年应用于12例行距小腿关节融合术的创伤性关节炎患者的评价。该评分包括12个问题，由患者和临床医师共同完成，满分为100分（表5.58）。其中，如果患者行距小腿关节融合，其总分为90分。

表5.58　Mazur 距小腿关节功能评分

评价内容	评分
1. 疼痛	
无疼痛，或疼痛可忽略	50
上下楼梯或长距离行走时有轻度疼痛（日常活动不受限）	45
上下楼梯或长距离行走时有中度疼痛，但走平地时无疼痛；偶尔需要用非麻醉性镇痛药	40
走平地时疼痛，上下楼梯时加剧，休息后消失；每天需服用止痛药	25
行走后休息或夜间疼痛，需服用止痛药	10
持续性疼痛，不管有无活动	0
因疼痛而丧失活动能力	0
2. 功能	
无	6
轻微	4
中等	2
明显	0
3. 行走距离	
不受限	6
4～6 个街区	4
1～3 个街区	2
仅能在室内活动	1
仅能从床到椅子上	0
不能行走	0
4. 助行器	
不需要	6
仅长距离行走时需要手杖	5
任何时候均需手杖	3
需要 2 根手杖或腋杖	1
需要行走器或不能行走	0
5. 上山	
正常	3

续表

评价内容	评分
需要足外旋	2
用足趾或足侧面	1
不能上山	0
6. 下山	
正常	3
需要足外旋	2
用足趾或足侧面	1
不能上山	0
7. 上楼梯	
正常	3
需要用扶手	2
只能用正常脚上台阶	1
不能上楼梯	0
8. 下楼梯	
正常	3
需要用扶手	2
只能用正常脚下台阶	1
不能下楼梯	0
9. 用足趾站立的能力（稳定性）	
能做 10 次	5
能做 3 次	3
能做 1 次	1
不能	0
10. 跑步	
正常	5
能跑，但受限制	3
不能跑	0
11. 运动范围	
（1）背屈	
40°	5
30°	4

续表

评价内容	评分
20°	3
10°	2
5°	1
0°	0
（2）跖屈	
40°	5
30°	4
20°	3
10°	2
5°	1
0°	0

6. Maryland 足功能评分标准

Maryland 足功能评分标准由 Sanders 于 1993 年在评价关节内跟骨骨折的手术疗效时提出，主要用于对足和距小腿关节损伤后的疼痛、功能、外观及活动度进行客观评价。该评分满分为 100 分。其中，疼痛占 45 分；功能评价占 40 分，包括行走距离、稳定性、助行工具、跛行、穿鞋、上楼梯、对地面的要求、外观、活动度与健侧对比（表 5.59）。评定等级为：优，90～100 分；良，75～89 分；中，50～74 分；差，50 分以下。

表 5.59　Maryland 足功能评分标准

评价内容	评分
1. 疼痛	
无，包括运动时	45
轻微疼痛，日常活动或工作能力无变化	40
轻度疼痛，日常活动或工作能力微小变化	35
中度疼痛，日常活动明显减少	30
明显疼痛，在很轻的日常活动中，如洗澡、简单家务劳动中即出现，需经常服用较强的镇痛药	10
功能丧失，不能工作或购物	5
2. 功能	
（1）行走距离	
不受限	10
轻度受限	8

续表

评价内容	评分
中度受限（2 或 3 个街区）	5
重度受限（1 个街区）	2
仅能在室内活动	0
（2）稳定性	
正常	4
感觉无力，但不是真正的打软腿	3
偶尔打软腿	2
经常打软腿	1
需要使用矫形支具	0
（3）助行工具	
不需要	4
手杖	3
腋杖	1
轮椅	0
（4）跛行	
无	4
轻度	3
中度	2
重度	1
不能行走	0
（5）穿鞋	
不受限制	10
很小的妨碍	9
只能穿平底、有带子的鞋	7
穿矫形鞋	5
穿加垫鞋	2
不能穿鞋	0
（6）上楼梯	
正常	4
需扶扶手	3
使用其他方法	2
不能	0
（7）对地面的要求	
任何地面	4

续表

评价内容	评分
在石头地面和山丘行走有问题	2
在平地行走有问题	0
（8）外观	
正常	10
轻度畸形	8
中度畸形	6
重度畸形	0
多种畸形	0
（9）活动度与健侧对比	
正常	5
轻度减少	4
明显减少	2
僵直	0

7. Iowa 跟骨骨折功能评分

Iowa 跟骨骨折功能评分包括疼痛、活动水平、距下关节活动度、跛行、助行器、足的外观以及穿鞋 7 个方面，由患者和临床医师共同完成。满分为 100 分，其中疼痛所占比重最大（表 5.60）。评分等级为：优，90 ~ 100 分；良，75 ~ 85 分；中，55 ~ 70 分；差，55 分以下。

表 5.60　Iowa 跟骨骨折功能评分

评价内容	评分
1. 疼痛	
无	50
活动时偶尔有轻微疼痛	40
活动时疼痛，需要使用镇痛药	20
休息时疼痛	0
2. 活动水平	
无变化	25
行走无明显受限，但地面不平时行走有困难；工作能力轻微变化或中度变化	20
由于足导致需要换工作或不能步行超过 5 个街区	5
不能工作	5
3. 距下关节活动度	
15°~ 30°	5
15°以下	0

续表

评价内容	评分
4. 跛行	
无	5
有	0 –
5. 助行器	
无	5
手杖	0
6. 足的外观	
满意	5
不满意	0
7. 穿鞋	
无变化	5
有变化	0

8. Phillips 距小腿关节评分（表 5.61）

表 5.61　Phillips 距小腿关节评分

评价内容	评分
主观分（80 分）	
1. 疼痛（54 分）	
任何活动后都疼痛	0
轻微活动后持续疼痛	10
轻微活动后短暂疼痛	20
剧烈活动后持续疼痛	35
剧烈活动后短暂疼痛	40
无疼痛	50
经常需要服药	0
偶尔需要服药	2
不需要服药	4
2. 功能（26 分）	
不能爬楼梯	0
先用正常脚迈步	1
需扶楼梯	2
正常上楼梯	3

续表

评价内容	评分
不能下楼梯	0
先用正常脚迈步	1
需扶楼梯	2
正常下楼梯	3
步行1个街区（500 m）	0
步行≤5个街区（2500 m）	2
步行≤10个街区（5000 m）	3
步行>10个街区（>5000 m）	5
步行不受限制	6
娱乐活动不受限制	0
活动不受限制	3
需助行器	0
需腋杖	1
需单支腋杖	2
需手杖	4
步行不需支撑	8
不满意	0
满意	2
非常满意	3

客观分（20分）

1. 步态（6分）

畏痛跛行	0
外旋步态	3
正常步态	6

2. 活动度（与对侧的活动度比较）（14分）

背伸差异

差异>20°	0
差异10°～20°	2
差异<10°	4
无差异	7

跖屈

差异>20°	0

9. Baird 距小腿关节评分

此评分由 Baird 修改 Hughes 的距小腿关节评分标准而成，满分为 100 分（表 5.62）。评分等级为：优，96～100 分；良，91～95 分；可，81～90 分；差，80 分及以下。

表 5.62　Baird 距小腿关节评分

评价内容	评分
1. 疼痛	
无疼痛	15
用力活动时轻度疼痛	12
日常活动时轻度疼痛	8
负重时疼痛	4
休息时疼痛	0
2. 距小腿关节稳定性	
临床无不稳定征象	15
运动时不稳定	5
日常活动时不稳定	0
3. 行走能力	
行走距离不受限制，无疼痛或跛行	15
行走距离不受限制，轻度疼痛或跛行	12
行走能力中度受限	8
仅短距离行走	4
不能行走	0
4. 奔跑能力	
奔跑距离不受限制，无疼痛或跛行	10
奔跑距离不受限制，轻度疼痛	8
奔跑能力中度受限，轻度疼痛	6
仅短距离奔跑	3
不能奔跑	0
5. 工作能力	
能做一般职业，工作不受限	10
能做一般职业，某些用力的活动受限	8
能做一般职业，有些职业活动受限	6
部分残疾，有些职业受限	3
不能工作	0
6. 距小腿关节运动	
活动度损失比无损伤距小腿关节减少10°以内	10
活动度损失比无损伤距小腿关节减少15°以内	7

续表

评价内容	评分
活动度损失比无损伤距小腿关节减少 20° 以内	4
活动度损失比无损伤距小腿关节减少 50%，或背屈小于 5°	0
7. 放射学结果	
解剖学上踝穴完整（踝内侧间隙清晰，上关节间隙正常，无距骨倾斜）	25
解剖学上踝穴完整，关节边缘轻度增生性改变	15
上关节间隙变窄，间隙宽度 >2 mm，距骨倾斜 >2 mm	10
上关节间隙中度变窄，间隙宽度 1～2 mm	5
上关节间隙严重变窄，间隙宽度 <1 mm，踝内侧间隙增宽	0

10. JOA 足部疾患治疗效果评定标准（表 5.63）

表 5.63　JOA 足部疾患治疗效果评定标准

评价内容	评分（100 分满分）	
1. 疼痛		
无	20	
跑步时（后）有时疼痛	15	
步行时（后）有时疼痛	10	
步行时持续疼痛	5	
步行困难	0	
2. 变形（要用最大变形因素来评价，判断困难时取低分）		
	前足部	后足部
无变形	10	20
轻微变形	8	15
明显变形	4	8
显著变形	0	0
3. 活动范围（被动）		
MP、IP 关节	前足部	后足部
正常	5	5
正常活动范围的 1/2 以上	3	3
正常活动范围的 1/2 以下	0	0
4. 不稳定性（感）		
无不稳定	10	
跑步时稍有不稳定	6	
走凹凸道时不稳定	4	
步行时需要护具	2	

续表

评价内容	评分（100 分满分）
步行时需要工具	0

5. 步行能力（不用拐杖等状态的评分）

评价内容	评分
跑步、步行完全没有障碍	10
可快跑步、跑步困难	8
可以在室外步行（乘公共汽车、购物）	6
可以在室外步行，但只能到家周围散步的程度	4
不能在室外步行	2
不能步行	0

6. 肌力

评价内容	评分
肌力正常	5
肌力 4、3 级	3
肌力 2 级	1
肌力 1 级	0

7. 感觉异常

评价内容	评分
无	5
轻度的感觉钝性麻木和轻度的感觉异常	3
中度的感觉钝性麻木和中度的感觉异常	1
感觉消失，高度的异常感觉	0

8. 日常生活动作

	容易	困难	不能
上下楼梯	2	1	0
正坐	2	1	0
脚尖站立	2	1	0
穿鞋	2	1	0
日式厕所	2	1	0

资料来源：三好邦达：《日本整形外科学会足部疾患治疗成绩判定基准》，《日整会志》1991 年第 65 卷，第 679～681 页。

11. Mayo 距小腿关节置换的评价标准（表 5.64）

表 5.64　Mayo 距小腿关节置换的评价标准

评价等级	评价内容
优	距小腿关节功能改善，无疼痛，可行走 6 个街区以上，不需支撑，放射学上无松动征象

续表

评价等级	评价内容
可	距小腿关节功能改善，偶尔轻微疼痛，可行走 2～6 个街区，需扶拐支撑，放射学上无松动征象
差	距小腿关节功能无改善或症状加重，每天关节中度疼痛或几乎持续性疼痛，仅能行走 2 个街区以内，需拐杖、助行器或支具支撑失败，人工关节必须取出

资料来源：H. B. Kitaoka, G. L. Patzer, "Clinical results of the Mayo total ankle anthroplasty," *J Bone Joint Surg* (*Am*), 1996, 78: 1658 - 1664.

12. Mayo 前足评分系统（FFSS）

Mayo 前足评分系统（表 5.65）的评分等级为：优，70～75 分；良，60～65 分；差，60 分以下。

表 5.65 Mayo 前足评分系统

评价内容	评分
1. 疼痛部位	
外生骨疣	是/否
第一跖趾关节	是/否
跖骨头	是/否
2. 疼痛	
无	30
轻度：偶尔且轻微	20
中度：每天疼痛明显	10
严重：几乎每时每刻都疼痛	0
3. 功能受限	
无	15
轻度：有些受限	10
中度：不能进行体育活动	5
重度：明显受限	0
4. 穿鞋受限	
无，轻度受限	10
中度：不能穿着平常式样的鞋子	5
严重：需修改鞋子的样式	0
5. 压痛、疼痛性胼胝	
无	10
有	0
6. 力线不能接受	
无或可以看出，但是可以接受	5

续表

评价内容	评分
力线不能接受	0
7. 僵硬	
无	5
有	0
总分	
FFSS 结果（优/良/可/差）	

资料来源：H. B. Kitaoka, R. S. Alexander, R. S. Adelaar, et al., "Clinical Rating Systems for the Ankle-Hindfoot Midfoot, Hallux and Lesser Toes," Foot Ankle Int, 1994, vol. 15, pp. 349 – 353.

13. Mayo 后足与踝评分系统

Mayo 后足与踝评分系统（表 5.66）的评分等级为：优，70～80 分；良，60～69 分；中，50～59 分；差，50 分以下。

表 5.66　Mayo 后足与踝评分系统

评价内容	评 分
1. 疼痛	
无	
轻度：偶尔	
中度：每天	
重度：几乎每时每刻	
2. 功能	
活动受限，使用支撑物	
无限制，不用支撑	
日常活动无限制，娱乐活动受限制，不用支撑	
日常活动和娱乐活动受限制，用手杖	
日常活动和娱乐活动受严重限制，用助行器或轮椅	
步行距离	
大于 6 街区（3000 m）	
4～6 街区（2000～3000 m）	
1～3 街区（500～1 500 m）	
只能在室内活动	
步态畸形	
没有或轻微	
明显	
严重	

续表

评价内容	评 分
后足运动受限	
没有或轻微（正常的75%～100%）	
中度（正常的25%～74%）	
重度（小于正常的25%）	
力线	
好，跖行足，屈曲活动良好，0～1°跟骨外翻	
可，跖行足，屈曲活动差，外翻不良	
差，非跖行足，屈曲活动差，外翻不良	
总分	

资料来源：H. B. Kitaoka，P. J. Anderson，B. F. Morrey，"Revision of Ankle Arthrodesis with External Fixation for Non-union，"Jl Bone Joint Surg Am，1992，vol. 74，no. 8，pp. 1191 – 1200.

七、足部评分

1. AOFAS 的踝－后足指数评分

参见本节"五、距小腿关节（踝关节）评分"（表5.54）。

2. FAOS 评分

FAOS（foot and ankle outcome score）评分有 42 道问卷题目，其中疼痛9 道、症状7 道、日常生活17 道、运动5 道，涉及足/踝部的生活质量4 道。每道题目都设有无、轻微、适中、严重、极其严重5 个选项，分别对应分值0 分、1 分、2 分、3 分、4 分（表5.67）。

表5.67　FAOS 评分系统

评价内容	评分				
1. 疼痛					
（1）经常感到足/踝部疼痛	0	1	2	3	4
（2）以足/踝部为支点旋转	0	1	2	3	4
（3）完全绷直足/踝部	0	1	2	3	4
（4）完全弯曲足/踝部	0	1	2	3	4
（5）在平地行走	0	1	2	3	4
（6）上楼梯、下楼梯	0	1	2	3	4
（7）晚上睡觉时	0	1	2	3	4
（8）坐起或躺下	0	1	2	3	4
（9）笔直站立	0	1	2	3	4
2. 症状					

续表

评价内容	评分				
（1）足/踝部是否出汗	0	1	2	3	4
（2）足/踝部活动时是否有摩擦感，听到弹响、爆裂声或是其他声音	0	1	2	3	4
（3）活动足/踝部是否感到僵硬	0	1	2	3	4
（4）能否完全绷直足/踝部	0	1	2	3	4
（5）能否完全弯曲足/踝部	0	1	2	3	4
（6）早晨醒来足/踝部僵硬程度	0	1	2	3	4
（7）平日在坐、躺、休息后足/踝部僵硬程度	0	1	2	3	4
3. 日常活动					
（1）下楼梯	0	1	2	3	4
（2）上楼梯	0	1	2	3	4
（3）坐立起身	0	1	2	3	4
（4）站立	0	1	2	3	4
（5）弯腰拾物	0	1	2	3	4
（6）在平地行走	0	1	2	3	4
（7）上车/下车	0	1	2	3	4
（8）购物	0	1	2	3	4
（9）穿袜子	0	1	2	3	4
（10）从床上起身	0	1	2	3	4
（11）脱袜子	0	1	2	3	4
（12）躺下	0	1	2	3	4
（13）沐浴/出浴	0	1	2	3	4
（14）坐立	0	1	2	3	4
（15）进/出卫生间	0	1	2	3	4
（16）较重的家务劳动	0	1	2	3	4
（17）较轻的家务劳动	0	1	2	3	4
4. 运动					
（1）跑步	0	1	2	3	4
（2）蹲坐	0	1	2	3	4
（3）跳跃	0	1	2	3	4
（4）以受伤的足/踝部为支点扭转	0	1	2	3	4
（5）跪地	0	1	2	3	4
5. 生活质量					
（1）在意自己的足/踝部问题的程度	0	1	2	3	4
（2）是否改变自己的生活习惯来避免一些可能加重足/踝部疼痛的活动	0	1	2	3	4
（3）是否对自己的足/踝部康复失去信心	0	1	2	3	4
（4）总体来说，足/踝部疾病对自己产生的影响	0	1	2	3	4

3. AOFAS 的足蹬趾、跖趾关节、趾间关节功能评分

AOFAS 的足蹬趾、跖趾关节、趾间关节功能评分（表 5.68）是 AOFAS（American

orthopedic foot and ankle society）为踇跖趾骨骨折行跖骨螺钉内固定术的术前、术后制定的评分，分别对疼痛、功能、关节运动、稳定性和关节对线等进行评分。满分为100分，75分为优良。

表 5.68 AOFAS 的足踇趾、跖趾关节、趾间关节功能评分

评价内容	分级	评分
1. 疼痛（40分）	无	40
	轻度，偶见	30
	中度，常见	20
	严重，时刻	0
2. 功能（45分）		
（1）活动受限（10分）	无活动受限	10
	日常活动工作不受限，娱乐活动受限	7
	日常活动、娱乐活动受限	4
	日常活动、娱乐活动严重受限	0
（2）足部穿戴需要（10分）	流行、常规的鞋子，无需内固定鞋	10
	舒适的鞋袜，需内固定鞋	5
	改良的鞋子或固定支持物	0
（3）跖趾关节运动（背屈和趾屈）（10分）	正常或轻微的限制	10
	一般限制	5
	严重限制	0
（4）趾骨间关节运动（趾屈）（5分）	无限制	5
	严重限制（<10°）	0
（5）大踇趾稳定性（5分）	稳定	5
	完全不固定（松软的）	0
（6）踇趾骨痂（5分）	消失	5
	存在	0
3. 足部对线（15分）	优：跖屈足，踝-足排列整齐	15
	良：跖屈足，踝-足明显排列成角，无症状	8
	差：非跖屈足，踝-足严重对线不齐，有症状	0

4. BFS 评分问卷

BFS（Bristol foot score）评分问卷是英国由布里斯托尔联合健康保健服务中心的足病科联合患者一起努力完成的，是一项完全由患者自评的关于足部健康的调查问卷。BFS 评分问卷排除了患者变动的风险，可以完全反映患者的足功能变化，是一项对于科研和临床都较为良好的评分系统。

5. 足部疾病评价标准化评分

足部疾病评价标准化评分（表 5.69）是一项完全由足科病医生判断和掌握的评分标准，因未考虑患者自身的疾病感受和患者对病情的评价而具有一定局限性。现国际上多将 BFS 评分与此评分联合应用，综合评价患者的足部状况，具有更加严谨的科学性与临床应用性。

表 5.69　足部疾病评价标准化评分

身体状况		足部疾病治疗需求		疼痛		感染		活动度	
医疗风险： 治愈能力降低 血管状况下降，缺血，静脉炎，水肿 神经状况下降，周围神经，本体感觉，运动神经 影响组织活力的畸形曾患坏疽、溃疡或蜂窝织炎	4分	高（见附表）	10分	休息不穿鞋袜时疼痛	4分	坏疽或蜂窝织炎	5分	足部疾病状况影响每日活动	5分
		一般（见附表），有症状	8分	不穿鞋袜负重时疼痛	4分	开放伤或溃疡	5分	有妨碍	4分
		低（见附表），无症状的，需要防护措施及建议	4分	穿鞋袜负重时疼痛	3分	有发炎指征，无菌状态被打破	3分	受限制	3分
无医疗风险	0分	无需要不恰当的参照，需重选择参照	0分	无疼痛	0分	目前无感染	0分	不受限制	0分

表 5.69 附表

高度需求足部疾病治疗	中度需求足部疾病治疗	低度需求足部疾病治疗
高度角化 角化快速形成 神经血管性/纤维组织性鸡眼 瘢痕组织 生物力学问题 破坏性的足部类型 　高弓足 　扁平足 无法修正的足部类型 严重的关节活动性限制/无法活动	创伤性趾甲状况 　趾甲肥厚 　甲床角化 　趾甲弯曲 　趾甲内旋/回旋 病理性趾甲状况 　牛皮癣趾甲 　甲癣 病理性角化过度 　湿疹 　皮炎 　银屑病 　感染（真菌、细菌、病毒） 　冻疮 　神经瘤、骨软骨瘤 　足底筋膜炎、肌肉扭伤 　滑囊炎、皮肤水疱 生理性角化过度 　鸡眼、硬茧 生物力学问题 　关节活动性限制，运动过强 　力线未对齐 　足内翻、外翻、趾卷曲畸形	无汗症/多汗症 出冷汗/冻伤前期 无症状鸡眼、硬茧 无症状趾甲 皲裂 穿戴不舒服/不合适的鞋袜 生物力学问题（增生组织）

6. 其他几种国际上通用的足部评分标准

（1）AAOS-FAM（American Academy of Orthopedic Surgeons lower limb outcomes assessment：foot and ankle module）。这是完全由患者自评的足部健康和术后恢复功能的评分。评分涉及患者的足部和距小腿关节，共设 25 个问题，包括 5 个子项目：疼痛（9 题），功能（6 题），僵硬度和出汗（2 题），走路（3 题），足部舒适（5 题）。评分为 0～100 分，分数越高，足部情况越好。

据文献报道，世界人口 AAOS-FAM 的平均评分为 93.19 ± 12.33。Hunsaker 等学者通过大量人群实验计算出 AAOS-FAM 评分对于足部和距小腿关节模型的再信度为 0.79，对疼痛、功能、僵硬和走路障碍的信度评价（克龙巴赫 α 系数，Cronbach's alpha）分别为 0.91、0.83.0.61 和 0.88。

（2）FFI-R（revised foot function index）。这是由患者自评的足部相关健康和生命质量的评分。评分包含足部功能、足部健康和生活质量。长版评分（表 5.70）包括 67 个问题，其中有 4 个子项目：疼痛和僵硬程度（19 题），社交和情绪结果（18 题），功能障碍（20 题），活动受限（10 题）。短版评分包括 34 个问题，仅对疼痛、功能障碍和活动受限进行调查。相关学者研究后，结果显示 FFI-R 的人群可靠度为 0.96，项目相关可靠度为 0.93。

表 5.70　FFI-R 足部功能评分

项目描述（短版用黑体显示），请根据描述情况选择是否	
1. 早晨起床足部疼痛	19. 僵硬非常严重
2. 不穿鞋第一次站起时疼痛	20. 可以围绕房子行走
3. 不穿鞋第一次行走时疼痛	21. 在不平坦的地面上行走困难
4. 穿鞋站立疼痛	22. 行走 4 个或更多街区时困难
5. 穿鞋行走疼痛	23. 爬楼梯困难
6. 穿袜子时疼痛	24. 下楼梯困难
7. 穿袜子行走时疼痛	25. 踮脚站起困难
8. 日常的一天结束后疼痛	26. 正常站立困难
9. 脚抽筋时疼痛	27. 搬运或举起重物困难
10. 晚上睡前疼痛	28. 从椅子坐起困难
11. 疼痛非常严重	29. 快步行走困难
12. 起床前脚很僵硬	30. 跑步困难
13. 不穿鞋站立脚很僵硬	31. 下山困难
14. 不穿鞋行走很僵硬	32. 行走时保持规律的步频困难
15. 穿鞋站立很僵硬	33. 行走至自己常规的距离困难
16. 穿鞋行走很僵硬	34. 使自己保持平衡困难
17. 穿袜子行走很僵硬	35. 使足部保持清洁困难
18. 晚上睡前很僵硬	36. 使用辅助装置行走困难

续表

项目描述（短版加粗），请根据描述情况选择是否	
37. 因家中危险设施行走困难	**53. 因脚部穿戴感到苦恼**
38. 驾驶机动车困难	54. 因脚部问题而失落
39. 进行日常活动困难	55. 找到合适的鞋子有困难
40. 在室内使用手杖、腋杖或代步器	**56. 因足部问题感到糟糕**
41. 在室外使用手杖、腋杖或代步器	**57. 因足部问题限制社交活动**
42. 一天中大部分时间待在室内	58. 因不断尝试行走而使情况持续加重
43. 一天中大部分时间卧床	**59. 参加社交活动有障碍**
44. 在人群中需要额外警惕	60. 在日常活动中病情加重
45. 限制室外活动	61. 因脚痛睡眠很差
46. 限制娱乐体育活动	**62. 疼痛治疗有负担**
47. 不选择公共交通	63. 找到舒适的鞋子有困难
48. 不选择开车	64. 应聘有困难
49. 害怕摔倒	65. 对脚部的外观关心
50. 因跛行感到苦恼	**66. 对在家附近的限制性工作关心**
51. 找到适合自己的流行的鞋子有困难	67. 对可能的截肢术关心
52. 给鞋子装饰有困难	

（3）FHSQ（foot health status questionnaire）。这是患者自评的足部健康和生活质量的评分。评分由 3 个子项目组成，包括足部疼痛（4 题）、足部功能（4 题）、足部穿戴（3 题）。评分为 0～100 分，分数越高，足部情况和生活质量越好。学者调查计算后得出同类组内相关值分别为 0.74（足部穿戴）、0.78（总体足部健康）和 0.86（足部疼痛）。

（4）MFPDI（manchester foot pain and disability index）。这是用来研究功能障碍性的足部疼痛的评分。改良后的 MFPDI 评分（表 5.71）包括行走疼痛（6 题）、日常生活功能受限（11 题）和足部表现的影响（2 题）。MFPDI 评分多用来评价成人和老人的障碍性足部疼痛或踇趾外翻术后。项目的克龙巴赫 α 系数为 0.99，独立机构的克龙巴赫 α 系数也达到 0.89，具有相当高的可信度和依赖度。

表 5.71　MFPDI 评分

在过去的几个月，因为脚部疼痛，以下问题曾经困扰我： A = 从未，B = 有些时候，C = 几乎每天			
行走疼痛			
我避免外出活动	A	B	C
我避免长距离行走	A	B	C
我不按正常的方式行走	A	B	C

续表

我行走缓慢	A	B	C
我不得不停下让脚休息	A	B	C
如果可能，我避免在坚硬的路面行走	A	B	C
日常生活功能受限			
我避免长时间站立	A	B	C
我常更多搭巴士或开车	A	B	C
做家务或购物我需要帮助	A	B	C
我依旧过日常生活，但要承受巨大疼痛和不适	A	B	C
我常因足部疼痛而愤怒	A	B	C
我常自我意识到我的足部问题	A	B	C
我常意识到我穿的鞋子	A	B	C
我的脚有持续性的疼痛	A	B	C
我的脚在早晨情况更糟	A	B	C
我的脚在夜间更痛	A	B	C
我的脚有刺痛感	A	B	C
足部表现的影响			
我不能够重新从事我之前的工作了	A	B	C
我再也没有做我之前生活中的活动了（运动、跳舞、爬山）	A	B	C

（5）PHQ（podiatric health questionnaire）。该评分用于调查足病患者人群，包括行走、足部卫生、趾甲护理、足部疼痛、足部忧虑、足部对生活质量影响和足部目前的状况 7 个子项目（表 5.72）。

表 5.72　PHQ 评分

问卷一（患者自测）
您的脚今天怎么样？

关于行走
您觉得您的脚对您行走影响有多大？
　我行走时没有影响□
　行走时有一定影响□
　行走时有严重影响□

足部疼痛
您的脚引起疼痛或不适吗？
　没有□
　有一些问题□
　有严重问题□

卫生
您觉得洗脚和擦脚对于您问题有多大？
　洗脚擦脚没有问题□
　有一些问题□
　没有能力洗脚擦脚□

忧虑、担心
您有多关心您的足部状况？程度如何？
　不关心□
　有一点关心□
　非常关心□

续表

问卷一（患者自测）
您的脚今天怎么样?

趾甲护理
您觉得剪脚趾甲对于您问题有多大?

　没有问题□
　有一些问题□
　不能够自己修剪趾甲□

生活质量
您的足部状况影响您的生活质量了吗?

　没有影响□
　有一些影响□
　严重影响□

问卷二（足部病临床客观评分，医师用）
此表设计反映您对您患者足部健康情况的判断，标准化评分从 1 分（最差）到 5 分（最好）

您的脚今天怎么样?
请在下面的尺表中标出一点来反映今天您的脚好还是不好

没有问题（5 分）

　无症状足部

　无趾甲或皮肤的病理状况

轻微问题（4 分）

　病理性趾甲，轻度增厚或内卷

　小的硬茧或鸡眼

一般问题（3 分）

　病理性趾甲，中度增厚或内卷

　大范围的硬茧或鸡眼

　小的皮肤坏死斑

　较小的功能性异常，如足外翻、足内翻、跖骨痛

　足部紧张

　长疣

严重问题（2 分）

　病理性趾甲，重度增厚或向内生长的组织坏死

　中到重度的功能性畸形，如马蹄足

　更大范围的硬茧或严重的鸡眼

　更大的皮肤坏死斑或溃疡

交叉合并性问题（1 分）

　合并功能性异常

　坏疽性皮肤

　普遍性细菌感染

　败血病

　骨髓炎

　恶性肿瘤

最好状态
100.0
9.0
8.0
7.0
6.0
5.0
4.0
3.0
2.0
1.0
0
最差状态

上述相关评分体系综合比例如表 5.73 所示。

表 5.73　相关评分体系内容比较

评分体系	足部疼痛	足部健康	足部功能	功能受限	自我感觉/体像	心理感受	社会感受	矫形器/足部穿戴
AAOS-FAM	是	是	是	是	—	—	—	是
BFS	是	是	—	是	是	是	是	是
FFI-R	是	—	—	是	—	是	—	—
FHSQ	是	是	是	是	—	—	—	是
MFPDI	是	—	—	是	是	—	—	—
PHQ	是	是	—	是	—	是	是	—
ROFPAQ	是	—	—	是	—	是	是	—

（负责人：范新宇）

第六章　和显微外科相关的评定量表

一、SF 系列健康调查问卷

SF-36 健康调查问卷是在 1988 年 Stewartse 研制的医疗结局研究量表（medical outcomes study-short from，MOS SF）的基础上，由美国波士顿健康研究所编制的简明健康测量量表。SF-36 健康调查问卷用于评价患者的总体健康状况。由于该问卷具有简单、有效、可靠等优点，而且是一个通用型问卷，不局限于某一疾病，所以得到了广泛应用。作为问卷提出者，Ware Jr 一直致力于健康调查问卷的研究，并于 1997 年成立了专门从事健康调查问卷研究和提供相关服务的公司，即 Quality Metric 公司。

通过近 20 年的发展，目前已形成 SF 健康调查问卷家族，包括 SF-36、SF-36v2、SF-12、SF-12v2、SF-8 等。该系列健康调查问卷主要涉及 8 项内容，即身体功能（physical functioning，RF）、因身体原因造成的职能受限（role-physical，RP）、社会功能（social functioning，SF）、身体疼痛（body pain，BP）、总体精神健康（mental health，MH）、因精神问题造成的职能受限（role-emotional，RE）、活力（vitality，VT）、总体健康感觉（general health，GH）。这 8 项内容又可概括为身体健康和精神健康两个方面，其中身体功能、因身体原因造成的职能受限、活力、总体健康感觉这 4 项内容属于身体健康范畴，其余 4 项属于精神健康范畴。

该问卷原来的记分方法是以累加评定法为基础，现在改为基于常模的记分方法，这使得解释测量结果更加容易，便于各项内容之间的比较，同时可以更好地监测治疗效果。在基于常模的记分方法中，以上 8 项内容的平均得分都为 50，标准差为 10。这意味着只要得分低于 50，就表示受试者的健康水平低于一般人群的平均健康水平。目前没有基于中国人的常模数据，只能参考美国人的常模数据来记分。目前，Quality Metric 公司已开发出专门的记分软件（该软件包括 4 个版本，分别适用于不同的调查者。该软件需要向该公司购买，具体信息见 http：//www. qualitymetric. com/WhatWeDo/Certified-ScoringServices/tabid/207/ Default. aspx）。此外，Quality Metric 公司的网站上有各个问卷的演示版，调查者将问卷信息输入演示版本，提交后即可获得单个问卷的得分及相关解释。

考虑到问卷的实用性，常用的有 SF-36v2、SF-12v2 和 SF-8。这 3 个问卷都可用于评价受试者的健康状况，在具体操作时调查者应当选择哪个问卷呢？对此，Quality Metric 公司给出了指导意见。选择标准主要从准确性和操作性两个方面考虑。SF-36v2 包括的项目最多，因此能更全面、更准确地反映受试者的健康状况，但测试时间也是最长的，对受试者的配合度要求也相应较高；SF-12v2 的项目较少，SF-8 更少，二者的准确性和全面性都不及 SF-36v2，但测试时间及对受试者配合度的要求依次减低，因此其操作性更强。在具体操作时，如果受试者样本较大，如用于大规模人群普查时，可以选择 SF-12v2 或 SF-8，这样大样本可以抵消因项目少而引起的准确性下降，同时有利于减少成本及测试的顺利完成；相反，就应当选择 SF-36v2。目前，SF-36 的应用最为广泛。调查者应当根据具体情况来选择问卷类型。更多信息请登录网址：http：//www. sf-36. org/。

1991 年浙江大学医学院社会医学教研室翻译了中文版的 SF-36 问卷。

SF-36 问卷

1. 总体来讲，您的健康状况是：

①非常好　　②很好　　③好　　④一般　　⑤差

2. 跟 1 年以前比您觉得自己的健康状况是：

①比 1 年前好多了　　②比 1 年前好一些　　③跟 1 年前差不多　　④比 1 年前差一些　　⑤比 1 年前差多了

（权重或得分依次为 1、2、3、4、5）

健康和日常活动

3. 以下这些问题都和日常活动有关。请您想一想，您的健康状况是否限制了这些活动？如果有限制，程度如何？

（1）重体力活动，如跑步举重、参加剧烈运动等：

①限制很大　　②有些限制　　③毫无限制

（权重或得分依次为 1、2、3；下同。注意：如果采用汉化版本，得分依次为 1、2、3、4，则得分转换时做相应的改变。）

（2）适度的活动，如移动一张桌子、扫地、打太极拳、做简单体操等：

①限制很大　　②有些限制　　③毫无限制

（3）手提日用品，如买菜、购物等：

①限制很大　　②有些限制　　③毫无限制

（4）上几层楼梯：

①限制很大　　②有些限制　　③毫无限制

（5）上一层楼梯：

①限制很大　　②有些限制　　③毫无限制

（6）弯腰、屈膝、下蹲：

①限制很大　　②有些限制　　③毫无限制

（7）步行 1500 米以上的路程：

①限制很大　　②有些限制　　③毫无限制

（8）步行 1000 米的路程：

①限制很大　　②有些限制　　③毫无限制

（9）步行 100 米的路程：

①限制很大　　②有些限制　　③毫无限制

（10）自己洗澡、穿衣：

①限制很大　　②有些限制　　③毫无限制

4. 在过去 4 个星期里，您的工作和日常活动有无因为身体健康的原因而出现以下这些问题？

（1）减少了工作或其他活动时间：

①是　　②不是

（权重或得分依次为 1、2；下同）

（2）本来想要做的事情只能完成一部分：

①是　　②不是

（3）想要干的工作或活动种类受到限制：

①是　　②不是

（4）完成工作或其他活动困难增多（比如需要额外的努力）：

①是　　②不是

5. 在过去 4 个星期里，您的工作和日常活动有无因为情绪的原因（如压抑或忧虑）而出现以下这些问题？

（1）减少了工作或活动时间：

①是　　②不是

（权重或得分依次为 1、2；下同）

（2）本来想要做的事情只能完成一部分：

①是　　②不是

（3）干事情不如平时仔细：

①是　　②不是

6. 在过去 4 个星期里，您的健康或情绪不好在多大程度上影响了您与家人、朋友、邻居或集体的正常社会交往？

①完全没有影响　　②有一点影响　　③中等影响　　④影响很大　　⑤影响非常大

（权重或得分依次为 5、4、3、2、1）

7. 在过去 4 个星期里，您有身体疼痛吗？

①完全没有疼痛　　②有一点疼痛　　③中等疼痛　　④严重疼痛　　⑤很严重疼痛

（权重或得分依次为 6、5.4、4.2、3.1、2.2、1）

8. 在过去 4 个星期里，您的身体疼痛影响了您的工作和家务吗？

①完全没有影响　　②有一点影响　　③中等影响　　④影响很大　　⑤影响非常大

（如果 7 无 8 无，权重或得分依次为 6、4.75、3.5、2.25、1.0；如果为 7 有 8 无，则为 5、4、3、2、1）

您的感觉

9. 以下这些问题是关于过去 1 个月里您自己的感觉，对每一条问题所说的事情，您的情况是什么样的？

（1）您觉得生活充实：

①所有的时间　　②大部分时间　　③比较多时间　　④一部分时间　　⑤小部分

时间　⑥没有这种感觉

（权重或得分依次为6、5、4、3、2、1）

（2）您是一个敏感的人：

①所有的时间　②大部分时间　③比较多时间　④一部分时间　⑤小部分时间　⑥没有这种感觉

（权重或得分依次为1、2、3、4、5、6）

（3）您的情绪非常不好，什么事都不能使您高兴起来：

①所有的时间　②大部分时间　③比较多时间　④一部分时间　⑤小部分时间　⑥没有这种感觉

（权重或得分依次为1、2、3、4、5、6）

（4）您的心理很平静：

①所有的时间　②大部分时间　③比较多时间　④一部分时间　⑤小部分时间　⑥没有这种感觉

（权重或得分依次为6、5、4、3、2、1）

（5）您做事精力充沛：

①所有的时间　②大部分时间　③比较多时间　④一部分时间　⑤小部分时间　⑥没有这种感觉

（权重或得分依次为6、5、4、3、2、1）

（6）您的情绪低落：

①所有的时间　②大部分时间　③比较多时间　④一部分时间　⑤小部分时间　⑥没有这种感觉

（权重或得分依次为1、2、3、4、5、6）

（7）您觉得筋疲力尽：

①所有的时间　②大部分时间　③比较多时间　④一部分时间　⑤小部分时间　⑥没有这种感觉

（权重或得分依次为1、2、3、4、5、6）

（8）您是个快乐的人：

①所有的时间　②大部分时间　③比较多时间　④一部分时间　⑤小部分时间　⑥没有这种感觉

（权重或得分依次为6、5、4、3、2、1）

（9）您感觉厌烦：

①所有的时间　②大部分时间　③比较多时间　④一部分时间　⑤小部分时间　⑥没有这种感觉

（权重或得分依次为1、2、3、4、5、6）

10. 不健康影响了您的社会活动（如走亲访友）：

①所有的时间　②大部分时间　③比较多时间　④一部分时间　⑤小部分时间　⑥没有这种感觉

（权重或得分依次为1、2、3、4、5）

总体健康情况

11. 请看下列每一条问题，哪一种答案最符合您的情况？

（1）我好象比别人容易生病：

①绝对正确　　②大部分正确　　③不能肯定　　④大部分错误　　⑤绝对错误

（权重或得分依次为1、2、3、4、5）

（2）我跟周围人一样健康：

①绝对正确　　②大部分正确　　③不能肯定　　④大部分错误　　⑤绝对错误

（权重或得分依次为5、4、3、2、1）

（3）我认为我的健康状况在变坏：

①绝对正确　　②大部分正确　　③不能肯定　　④大部分错误　　⑤绝对错误

（权重或得分依次为1、2、3、4、5）

（4）我的健康状况非常好：

①绝对正确　　②大部分正确　　③不能肯定　　④大部分错误　　⑤绝对错误

（权重或得分依次为5、4、3、2、1）

二、诺丁汉健康调查问卷

20世纪80年代，英国诺丁汉大学社会医学教研室提出诺丁汉健康调查问卷（Nottingham healthy profile，NHP），内容包括45项问题，分两部分。第一部分为个人体验，包括38个条目，分属于精力（energy level，EL）、疼痛（pain，P）、情绪反应（emotional reaction，ER）、睡眠（sleep，S）、社会孤独感（social isolation，SI）和身体活动能力（physical abilities，PA）6个维度。被调查者根据问题回答"是"或"否"。每个条目根据选项不同给予不同的得分，任一维度的可能得分为0～100。100分意味着所罗列的所有限制都出现，0分意味着所罗列的所有限制都没有出现，但是这两个极端的维度得分值并不意味着完全健康或死亡。第二部分为日常生活活动，包括7个条目（职业、家务、社交活动、家庭生活、性活动、兴趣和爱好、休假）。由被调查者回答上述活动是否受影响。第二部分的7个问题没有权重。第二部分的应用与第一部分相比有较大的局限性，大多数研究只应用第一部分。诺丁汉健康调查问卷在临床应用优势，尤其是对于老年患者。

诺丁汉健康调查问卷

第一部分	是	否
1. 总是很疲惫	○	○
2. 夜间痛	○	○
3. 很多事情令我失望	○	○
4. 疼痛令我无法忍受	○	○
5. 睡眠依赖药物	○	○
6. 已忘记如何放松	○	○
7. 一直坐立不安	○	○
8. 变化姿势伴随疼痛	○	○

9. 感觉孤独 ○ ○
10. 仅能在家中走走 ○ ○
11. 很难弯腰 ○ ○
12. 每件事都要努力 ○ ○
13. 早晨起很早 ○ ○
14. 无法行走 ○ ○
15. 很难与人保持联系 ○ ○
16. 生活很乏味 ○ ○
17. 起床下楼有困难 ○ ○
18. 拿东西很困难 ○ ○
19. 走路就伴随疼痛 ○ ○
20. 最近很容易发脾气 ○ ○
21. 感觉很难接近任何人 ○ ○
22. 夜里大部分时间失眠 ○ ○
23. 似乎我无法控制自己 ○ ○
24. 站立时伴随疼痛 ○ ○
25. 自己穿衣困难 ○ ○
26. 很快精力疲惫 ○ ○
27. 无法站立过久 ○ ○
28. 持续疼痛 ○ ○
29. 入睡需要很长时间 ○ ○
30. 感觉自己就是别人的负担 ○ ○
31. 担心夜里失眠 ○ ○
32. 感觉生活无意义 ○ ○
33. 夜里睡眠很差 ○ ○
34. 很难与人相处 ○ ○
35. 外出需要人辅助（助行器或有人搀扶） ○ ○
36. 上下楼梯都伴随疼痛 ○ ○
37. 醒来感觉很沮丧 ○ ○
38. 坐立时伴随疼痛 ○ ○

第二部分
你目前的健康是否影响以下活动
1. 职业？（也就是带薪工作） ○ ○
2. 家务？（如打扫卫生、做饭、修理等） ○ ○
3. 社交活动？（如外出、看朋友、参加俱乐部等） ○ ○
4. 家庭生活？（与家里其他成员的关系） ○ ○
5. 性生活？ ○ ○
6. 兴趣和爱好？（如运动、艺术、工艺） ○ ○
7. 休假？ ○ ○

三、日常生活活动能力（ADL）量表（Barthel 指数）

Barthel 等 1965 年提出日常生活活动能力（ADL）量表，也称 Barthel 指数记分法（表 6.1）。ADL 是指人们在日常生活中，为了照料自己的衣食住行、保持个人卫生整洁和进行独立的社区活动所必需的一系列基本活动，是人们为了维持生存及适应环境而每天必须反复进行的、最基本的、最具有共性的活动。日常生活活动包括运动、自理、交流及家务活动等。ADL 的评定对确定患者能否独立及独立的程度、判定预后、制定和修订治疗计划、评定治疗效果、安排返家或就业都十分重要。此标准满分为 100 分。

ADL 评分分级标准：0～20 分为极严重功能缺陷，生活完全需要依赖；21～40 分为严重功能缺陷；41～60 分为中度功能缺陷；61～99 分为轻度功能缺陷；100 分为 ADL 自理。

表 6.1　ADL 量表（Barthel 指数）

项目	评分	标　准	评价日期 月　日	月　日	月　日
1. 进食	0	需极大帮助或完全依赖他人			
	5	需部分帮助			
	10	可独立进食			
2. 洗澡	0	在洗澡过程中需他人帮助			
	5	备好洗澡水后可独立完成			
3. 修饰	0	需他人帮助			
	5	可自己独立完成（洗脸、梳头、刷牙、剃须等）			
4. 穿衣	0	需极大帮助或完全依赖他人			
	5	需部分帮助			
	10	可独立完成			
5. 大便	0	完全失控			
	5	偶尔失控或需要他人帮助			
	10	可控制大便			
6. 小便	0	完全失控或留置尿管			
	5	偶尔失控或需要他人提示			
	10	可控制小便			
7. 如厕	0	需极大帮助或完全依赖他人			
	5	需部分帮助			
	10	可独立完成			

续表

项目	评分	标　准	评价日期					
			月	日	月	日	月	日
8. 转移	0	完全依赖他人						
	5	需极大帮助						
	10	需部分帮助						
	15	可独立完成						
9. 活动	0	完全依赖他人						
	5	需极大帮助						
	10	需部分帮助						
	15	可独立完成						
10. 上下楼	0	需极大帮助或完全依赖他人						
	5	需部分帮助						
	10	可独立上下楼						
总得分								
评价人								

（负责人：秦本刚）

参 考 文 献

陈中伟. 周围神经损伤基础与临床研究. 济南：山东科学技术出版社，1998：37 - 61.

褚晓朝，陆裕朴，徐新智，等. 周围神经损伤再生过程中的诱发电位观察. 中华外科杂志，1989（4）：199 - 203.

CHUNG K C, YANG L J S, MCGLLICUDDY J E. 臂丛神经损伤临床诊疗与康复. 赵睿，丛锐，主译. 北京：人民军医出版社，2015.

DANIEL R K, TERZIS J K. 神经显微外科. 北京积水潭医院创伤骨科组，译. 石家庄：河北人民出版社，1982：153 - 156.

顾凡彬，朱庆棠. 陈氏标准在断肢再植术后功能评价的研究进展. 中华显微外科杂志，2020，43（1）：97 - 100.

顾立强，裴国献. 周围神经损伤基础与临床. 北京：人民军医出版社，2001.

顾玉东. 臂丛神经损伤与疾病的诊治. 上海：上海医科大学出版社，1992：30 - 52.

何景涛，张庭辉，付志强，等. 手指全形再造临床应用效果的对比研究. 中国美容整形外科杂志，2017，28（2）：73 - 77，95.

胡宗谋. 肌电图和运动神经传导速度检查对判断周围神经损伤的价值. 上海医学，1984（7）：207 - 209.

黄威，许良，程保国，等. 3D打印技术在手指全形再造中的临床应用. 临床医药文献电子杂志，2020，7（69）：4，7.

黄晓瑜，谢爱丽，胡利，等. 手指全形再造患者心理护理及其影响研究. 河北医学，2015（8）：1515 - 1518.

卢祖能. 实用肌电图学. 北京：人民卫生出版社，2000：80 - 161

路芳，詹勇军，谢爱丽. 手指全形再造后康复数字化功能检查及训练效果观察. 医药前沿，2020，10（2）：2.

陆裕朴，褚晓朝. 手部神经功能检查. 手外科杂志，1990，6（2）：84 - 86.

陆裕朴，褚晓朝，殷琦，等. 晚期周围神经损伤的治疗. 中华骨科杂志，1990，10（4）：241 - 245.

马晨，张继春，夏晓明，等. 再造拇指指腹角度的设定及对生物力学的影响. 中华手外科杂志，2014，30（4）：292 - 294.

MACKINNON S E, DELLON A L. 周围神经外科学. 朱家恺，等编译. 海口：三环出版社，1991：32 - 51.

潘映辐. 临床诱发电位学. 2 版. 北京：人民卫生出版社，2000：65 - 167.

沈宁江，朱家恺. 自主神经功能评价在周围神经损伤和修复中的临床应用. 中华显微外科杂志，1994，17（3）：178 - 179.

汤锦波，侍德．手功能的评定标准．中华外科杂志，1991，29（2）：137－140.

王成琪，陈中伟，朱盛修．实用显微外科学．北京：人民军医出版社，1992：411－445.

王明礼，姜文策．植物神经疾病．哈尔滨：黑龙江科学技术出版社，1983：59－84.

王秋根，侯铁胜，张春才，等．选择性脊神经后根切除术治疗脑瘫．中华外科杂志，1998，36（11）：674－675.

王树锋，栗鹏程，陆健，等．健侧 C7 神经根经椎体前移位修复臂丛上干损伤的中期临床随访．中华骨科杂志，2008，28（11）：931－935.

王澍寰．手外科学．2 版．北京：人民卫生出版社，1999.

王增涛．拇指及手指的全形再造．中华显微外科杂志，2020，43（5）：424－434.

韦加宁，王澍寰，刘漱芳．上肢神经修复 87 例临床分析．中华外科杂志，1981，19（1）：3－5.

张雪非，陈道运．内收短肌和股薄肌移位术治疗脑瘫剪刀步．中华骨科杂志，2006，26（1）：21－25.

朱家恺．显微外科学．北京：人民卫生出版社，2008.

朱家恺，罗永湘，陈统一．现代周围神经外科学．上海：上海科技教育出版社，2007.

AI-QATTAN M M. Assessment of the motor power in older children with obstetric brachial plexuspalsy. J Hand Surg Br, 2003, 28（1）：46－49.

BELL-KROTOSKI J A. The repeatability of testing with semmes-weinstein monofilaments. J Hand Surg, 1987, 12（1）：155－159.

BELLEW M, HAWORTH J, KAY S P. Toe to hand transfer in children：Ten year follow up of psychological aspects. J Plast Reconstr Aesthet Surg, 2011, 64（6）：766－775.

BRADBURY E. The psychological and social impact of disfigurement to the hand in children and adolescents. Dev Neurorehabil, 2007, 10（2）：143－148.

BRUCE B, FRIES J F. The stanford health assessment questionnaire：A review of its history, issues, progress, and documentation. J Rheumatol, 2003, 30（1）：167－178.

CAVADAS P C, RUBÍ C, THIONE A, et al. Immediate versus overnight-delayed digital replantation：Comparative retrospective cohort study of survival outcomes. J Hand Surg Am, 2018, 43（7）：625－630.

CHEN C W（CHEN Zhongwei）, CHIEN Y C（QIAN Yunqing）, PAO Y S（BAO Yuese）. Salvage of the forearm following complete traumatic amputation：Report of a case. Chin Med J, 1963, 82（10）：632－638.

CHUNG K C, PILLSBURY M S, WALTERS M R, et al. Reliability and validity testing of the *Michigan Hand Outcomes Questionnaire*. J Hand Surg Am, 1998, 23（4）：575－587.

CHUNG K C, WEI F C. An outcome study of thumb reconstruction using microvascular toe transfer. J Hand Surg Am, 2000, 25（4）：651－658.

DWORKIN R H, BACKONJA M, ROWBOTHAM M C, et al. Advances in neuropathic pain：Diagnosis, mechanisms, and treatment reco mmendations. Arch Neurol, 2003, 60（11）：1524－1534.

EFANOV J I, PAPANASTASIOU C, ARSENAULT J, et al. Contribution of patient-advisors during rehabilitation for replantation of digits improves patient-reported functional outcomes: A presentation of concept. Hand Surg Rehabil, 2018, 37 (4): 212 – 217.

EMERSON E T, KRIZEK T J, GREENWALD D P. Anatomy, physiology, and functional restoration ofthe thumb. Ann Plast Surg, 1996, 36 (2): 180 – 191.

FASANO V A, BROGGI G, BAROLAT-ROMANA G, et al. Surgical treatment of spasticity in cerebral palsy. Childs Brain, 1978, 4 (5): 289 – 305.

FENG Y, SCHLÖSSER F J, SUMPIO B E. The Semmes Weinstein monofilament examination as a screening tool for diabetic peripheral neuropathy. J Vasc Surg, 2009, 50 (3): 675 – 682.

FOUCHER G, NORRIS R W. Distal and very distal digital replantations. Br J Plast Surg, 1992, 45 (3): 199 – 203.

FUFA D, CALFEE R, WALL L, et al. Digit replantation: Experience of two US academic level- I trauma centers. J Bone Joint Surg Am, 2013, 95 (23): 2127 – 2134.

GLICKMAN L T, MACKINNON S E. Sensory recovery following digital replantation. Microsurgery, 1990, 11 (3): 236 – 242.

HAERLE M, GILBERT A. Management of complete obstetric brachial plexus lesions. J Pediatr Orthop, 2004 (2), 24: 194 – 200.

HAHN H O, JUNG S G. Results of replantation of amputated fingertips in 450 patients. J Reconstr Microsurg, 2006, 22 (6): 407 – 413.

HIRABAYASHI K, MIYAKAWA J, SATOMI K, et al. Operative results and postoperative progression of ossification among patients with ossification of cervical posterior longitudinal ligament. Spine (Phila Pa 1976), 1981, 6 (4): 354 – 364.

HUBBARD M C, MACDERMID J C, KRAMER J F, et al. Quantitative vibration threshold testing in carpal tunnal syndrome: Analysis strategies for optimizing reliability. J Hand Ther, 2004, 17 (1): 24 – 30.

HUDAK P L, AMADIO P C, BOMBARDIER C. Development of an upper extremity outcome measure: The DASH (disabilities of the arm, shoulder and hand) [corrected]. The Upper Extremity Collaborative Group (UECG). Am J Ind Med, 1996, 29 (6): 602 – 608.

HUSTEDT J W, CHUNG A, BOHL D D, et al. Evaluating the effect of comorbidities on the success, risk, and cost of digital replantation. J Hand Surg Am, 2016, 41 (12): 1145 – 1152.

IRWIN M S, GILBERT S E, TERENGHI G, et al. Cold intolerance following peripheral nerve injury. Natural history and factors predicting severity of symptoms. Journal of Hand Surgery, 1997, 22B: 308 – 316.

JAZAYERI L, KLAUSNER J Q, CHANG J. Distal digital replantation. Plast Reconstr Surg, 2013, 132 (5): 1207 – 1217.

Jazayeri M, Ghavanini M R, Rahimi H R, et al. A study of sympathetic skin response and sensory nerve action potential after median and ulnar nerve repair. Electromyogr Clin

Neurophysiol, 2003, 43 (5): 277 - 279.

JENSEN T S, BARON R, HAANPÄÄ M, et al. A new definition of neuropathic pain. Pain, 2011, 152 (10): 2204 - 2205.

JEROMEEK M F, COERT J H, WONG K H. Recovery of touch after median nerve lesion and subsequent repair. Microsurgery, 2003, 23 (1): 2 - 5.

KAMARUL T, MANSOR A, ROBSON N, et al. Replantation and revascularization of amputated upper limb appendages outcome and predicting the factors influencing the success rates of these procedures in a tertiary hospital: An 8-year retrospective, cross-sectional study. J Orthop Surg (Hong Kong), 2018, 26 (1): 2309499017749983.

KEELE K D. The pain chart. Lancet, 1948, 2 (6514): 6 - 8.

KOTKANSALO T, et al., Long-term functional results of microvascular toe-to-thumb reconstruction. J Hand Surg Eur, 2011, 36 (3): 194 - 204.

LATARJET J, CHOINERE M. Pain in burn patients. Burns, 1995, 21 (5): 344 - 348.

LEVIN L S, et al. Variations in two-point discimination as a function of terminal probes. Microsurgery, 1989, 10 (3): 236 - 241.

LUNDBORG G, ROSÉN B. The two-point discrimination test—time for a re-appraisal?. J Hand Surg Br, 2004, 29 (5): 418 - 422.

MACKINNON S E. Surgery of the peripheral nerve. New York: Stuttgart, 1988: 89 - 129.

MAHMOUDI E, CHUNG K C. Effect of hospital volume on success of thumb replantation. J Hand Surg Am, 2017, 42 (2): 96 - 103. e5.

MALLEt J. Obstetrical paralysis of the brachial plexus. II. Therapeutics. Treatment of sequelae. Priority for the treatment of the shoulder. Method for the expression of results. Rev Chir Orthop Reparatrice Appar Mot, 1972, 58 (Suppl 1): 166 - 168.

MALONEY C T Jr, DEJESUS R, DELLON A L. Painful foot neuromas after toe-to-thumb transfer. J Hand Surg Am, 2005, 30 (1): 105 - 110.

MATSUZAKI H, et al. Predicting functional recovery and return to work after mutilating hand injuries: Usefulness of *Campbell's Hand Injury Severity Score*. J Hand Surg Am, 2009, 34 (5): 880 - 885.

NOBLE B, CLARK D, MELDRUM M, et al. The measurement of pain, 1945 - 2000. J Pain Symptom Manage, 2005, 29 (1): 14 - 21.

O'BRIEN B M, MORRISON W A. Reconstructive microsurgery. London: Churchill Livingstone, 1987: 160 - 163.

OMER G E Jr. Management of peripheral nerve problems. Philadelphia: WB Saunders, 1980: 3 - 10.

OMER G E Jr. Methods of assessment of injury and recovery if peripheral nerves. Surg Clin North Am, 1981, 61 (2): 303 - 319.

O'Riain S. New and simple test of nerve function in hand. British Medical Journal, 1973 (3): 615 - 619.

PAUSANO R, ROSENBAUM P, WALTER S, et al. Gross motor function classification system for cerebral palsy. Dve Med and Child Neurol, 1997, 39 (4): 214 – 223.

PETERSON G W, WILL A D. Newer electrodiagnostic techniques in peripheral nerve injuries. Orthop Clin North Am, 1988, 19 (1): 13 – 25.

POPPEN N K, NORRIS T R, BUNCKE H J Jr. Evaluation of sensibility and function with microsurgical free tissue transfer of the great toe to the hand for thumb reconstruction. J Hand Surg Am, 1983, 8 (5 Pt 1): 516 – 531.

POSCH J L, CRUZ-SADDUL F D. Nerve repair in trauma surgery: A ten-year study of 231 peripheral injuries. Orthop Rev, 1980, 9 (3): 35 – 45.

RING D, KADZIELSKI J, FABIAN L, et al. Self-reported upper extremity health status correlates with depression. J Bone Joint Surg Am, 2006, 88 (9): 1983 – 1988.

RUSSELL D J, ROSENBAUM P L, CADMAN D T, et al. The gross motor function measure: A means to evaluate the effects of physical therapy. Dev Med and Child Neurol, 1989, 31 (3): 341 – 352.

SCH-HEROLD C. Should sensory function after median nerve injury and repair be quantified using two-point discrimination as the critical measure? . Scand J Plast Reconstr Surg Hand Surg, 2000, 34 (4): 339 – 343.

SEBASTIN S J, CHUNG K C. Challenges in measuring outcomes following digital replantation. Semin Plast Surg, 2013, 27 (4): 174 – 181.

SHAW W W, HIDALGO D A. Microsurgery in Trauma. New York: Mount Kisco, 1987: 119 – 149.

SHEN N J, ZHU J K. Functional assessment of peripheral nerve injury and repair. J Reconstr Microsurg, 1996, 12 (3): 153 – 158.

SHALE C M, TIDWELL J E, MULLIGAN R P, et al. A nationwide review of the treatment patterns of traumatic thumb amputations. Ann Plast Surg, 2013, 70 (6): 647 – 651.

SLOCUM D B, PRATT D R. Disability evaluation forthe hand. J Bone Joint Surg, 1946, 28 (3): 491 – 495.

SOSIN M, et al. Functional donor site morbidity after vascularized toe transfer procedures: A review of the literature and biomechanical consideration for surgical site selection. Ann Plast Surg, 2016, 76 (6): 735 – 742.

SOUCACOS P N. Indications and selection for digital amputation and replantation. J Hand Surg Br, 2001, 26 (6): 572 – 581.

SUDA M, KAWAKAMI M, OKUYAMA K, et al. Validity and reliability of the Semmes-Weinstein Monofilament Test and the Thumb Localizing Test in patients with stroke. Front Neurol, 2020, 11 (1): 625917.

SUNDERLAND S S. Nerves and nerve injuries. 2nd ed. London: Churchill Livingstone, 1978: 329 – 361.

SUNDERLAND S S. Testing and recording sensory function//Sunderland S S. Nerves and nerve injuries. 2nd ed. London: Churchill Livingstone, 1978: 351 – 360.

TAMAI S. Twenty years' experience of limb replantation—review of 293 upper extremity replants. J Hand Surg Am, 1982, 7 (6): 549 –556.

TAMURA Y, HOSHIYAMA M, INUI K, et al. Central mechanisms for two-point discrimination in humans. Neurosci Lett, 2003, 342 (3): 187 –190.

TERZIS J K. Microreconstruction of nerve injuries. Philadelphia: WB Saunders, 1987: 239 –251.

TRAMPISCH U S, FRANKE J, JEDAMZIK N, et al. Optimal Jamar dynamometer handle position to assess maximal isometric hand grip strength in epidemiological studies. J Hand Surg Am, 2012, 37 (11): 2368 –2373.

TSAI T Y, et al. Patient-reported outcome measures for toe-to-hand transfer: A prospective longitudinal study. Plast Reconstr Surg, 2019, 143 (4): 1122 –1132.

URBANIAK J R. Microsurgery for major limb reconstruction. St Louis: CV Mosby, 1987: 67 –73.

URBANIAK J R, ROTH J H, NUNLEY J A, et al. The results of replantation after amputation of a single finger. J Bone Joint Surg Am, 1985, 67 (4): 611 –619.

WALJEE J F, CHUNG K C. Toe-to-hand transfer: Evolving indications and relevant outcomes. J Hand Surg Am, 2013, 38 (7): 1431 –1434.

WELDRING T, SMITH S M. Patient-reported outcomes (PROs) and patient-reported outcome measures (PROMs). Health Serv Insights, 2013, 6: 61 –68.

Wilson G R. A simple device for the objective evaluation of peripheral nerve injuries. J Hand Surg, 1985, 10B: 324 –327.

WOO S H, CHEON H J, KIM Y W, et al. Delayed and suspended replantation for complete amputation of digits and hands. J Hand Surg Am, 2015, 40 (5): 883 –889.

YOSHIMURA M. Toe-to-hand transfer. Plast Reconstr Surg, 1984, 73 (5): 851 –852.

ZHU H, BAO B, ZHENG X. A comparison of functional outcomes and therapeutic costs: Single-digit replantation versus revision amputation. Plast Reconstr Surg, 2018, 141 (2): 244-249.